Max Jaffé

Die Wundbehandlung

Geschichte, Grundlagen, Technik

Verlag
der
Wissenschaften

Max Jaffé

Die Wundbehandlung

Geschichte, Grundlagen, Technik

ISBN/EAN: 9783957008398

Auflage: 1

Erscheinungsjahr: 2016

Erscheinungsort: Norderstedt, Deutschland

Hergestellt in Europa, USA, Kanada, Australien, Japan
Verlag der Wissenschaften in Hansebooks GmbH, Norderstedt

Cover: Sandro Botticelli "Die Geburt der Venus"

Prinzipien und Technik

der heutigen

Wundbehandlung.

Von

Dr. Max Jaffé

Chirurg in Posen.

Mit vielen Abbildungen.

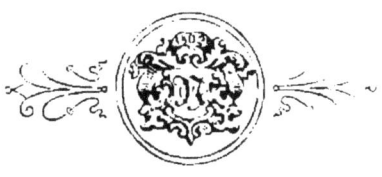

LEIPZIG

Druck und Verlag von C. G. Naumann.

INHALT.

IV

CAPITEL I.

Einleitung.

Zweck und Aufgabe dieser Schrift.

Die Aufgabe, eine Anleitung zur Wundbehandlung für Aerzte zu schreiben, möchte ich wesentlich in dem Sinne auffassen, dass ich zu erläutern und darzustellen habe, in welcher Weise bei Gelegenheit eines chirurgischen Eingriffes auch ohne den wohlgeordneten Mechanismus einer gut eingerichteten Anstalt vorgegangen werden kann.

Von manchen Seiten wird es als eine Art Vergehen dargestellt, wenn ein Arzt nur mit den jedem Einzelnen zur Verfügung stehenden Mitteln sich heut zu Tage mit Operationen beschäftigt. Ganz im Gegentheil neige ich mich der Ansicht zu, dass gerade die in den letzten Jahren auf dem Gebiete der Wundbehandlung erreichte Vervollkommnung es zu Wege gebracht hat, dass auch unter sehr einfachen äusseren Verhältnissen sehr gute Resultate erreicht werden können.

Diese meine Ansicht möge nicht falsch aufgefasst werden. Nichts liegt mir ferner, als dafür zu plaidiren, dass ein Jeder sich an grössere chirurgische Eingriffe wagen möge. Das wäre aus vielen Gründen unangebracht, zunächst schon deswegen, weil geordnete sachgemässe Assistenz — ein Hauptfaktor beim Gelingen grösserer Operationen — naturgemäss gewöhnlich fehlen wird. Und abgesehen davon, wird auch erst eine Jahre lange, ganz besondere Schulung diejenigen Kenntnisse, Fähigkeiten und Fertigkeiten zeitigen, die doch ausser der Vertrautheit mit der Wundbehandlung ein unbedingtes Postulat sind, wenn es sich um die Vornahme grösserer Operationen handelt.

Und auch in Bezug auf die eigentliche Wundbehandlung möge man nicht ausser Acht lassen, dass trotz der so sehr einfachen Prinzipien die Fehler in der Ausführung sich häufen können mit zunehmender Grösse des chirurgischen Eingriffes. Routine in der Wundbehandlung muss also — abgesehen von allem anderen — derjenige besitzen, der sich an andere als ganz kleine Aufgaben in der operativen Chirurgie heranwagt; sonst wird die bitterste Enttäuschung nicht ausbleiben, und — noch viel schlimmer als alles dies — das Lehrgeld werden die unglücklichen Kranken bezahlt haben.

Aber trotz alledem bleibt die Wahrheit des Satzes bestehen, dass auch ohne den Prunk und den Luxus kostspieliger Einrichtungen Chirurgie getrieben werden kann. —

Man erwarte nicht in dieser Schrift ausführliche Beschreibungen von allerhand grossen Apparaten zu finden. In dieser Beziehung hoffe ich den Beifall der Leser zu finden, wenn ich mich auf das absolut Nothwendige beschränke. Und — beiläufig sei es schon jetzt bemerkt — ich werde vielfach auseinanderzusetzen haben, dass gerade das Einfache wirklich auch das Beste ist — eine Erkenntniss, welche ich auch gegen die Meinung Anderer in diesem Büchlein gelegentlich zu vertheidigen haben werde.

Also noch einmal — ich hoffe den Dank des geneigten Lesers zu finden, wenn ich ihn mit der Demonstration überflüssiger Apparate verschone. Mit den reich illustrirten Catalogen der Bandagisten und Instrumentenmacher werde ich nicht wetteifern. Die Industrie hat sich viel zu geschäftig im letzten Jahrzehnt unserer Sache angenommen; die meisten Fabrikanten suchen in ihren Ankündigungen den Glauben zu erwecken, als ginge es überhaupt nicht mehr ohne ihre spezielle Unterstützung.

Aber das ist wirklich unrichtig.

Die rein technischen Hülfsmittel bilden auch heute noch nichts weiter als einen sehr kleinen Nebenfaktor bei der Behandlung von Wunden. Es kommt hier, wie doch fast immer in wissenschaftlichen Dingen, viel mehr darauf an, sich über gewisse Prinzipien klar zu werden; dann ergiebt sich, beinahe schon von selbst, die Auswahl unter den nothwendig werdenden Apparaten.

Diese Prinzipien, also Lehren und Grundsätze, entlehnt der Physik, der Chemie und vor allem der Bakteriologie — dieser mit unserem Thema jetzt so eng verknüpften Wissenschaft — werde ich zu entwickeln haben. — —

Aber meine Hauptaufgabe erblicke ich noch in etwas Anderem. Man kann die Wundbehandlung nicht darstellen, ohne für die verschiedenen Fälle ihrer Anwendung zu individualisiren.

Schon die Lokalität des Organismus, an welcher der Eingriff vorgenommen werden soll, bedingt auf Schritt und Tritt die allergrössten Verschiedenheiten: eine Operation am Rectum unterliegt in Bezug auf die Wundversorgung ganz anderen Bedingungen, als eine solche an der weiblichen Brust.

Verschiedenheiten in der Art, wie wir eine Wunde zu versorgen haben, werden ferner auch durch das Verhalten des betreffenden Theils bewirkt: Septische Entzündung des Operationsterrains bedingt andere Massnahmen, als in Bezug auf Ernährung und Circulation normales Verhalten.

Ferner würden bei gewissen Methoden, z. B. bei der absichtlichen Anfüllung einer Wunde mit Blut, die in diesen Methoden liegenden Vortheile gar nicht erkannt werden, wenn nicht gleichzeitig gesagt würde, unter welchen ganz speziellen Verhältnissen das betreffende Verfahren anzuwenden ist.

Kurz, die Wundbehandlung lässt sich nicht etwa losgelöst von Gesichtspunkten der allgemeinen Medicin und der allgemeinen und ganz speziellen Chirurgie erläutern. Ohne immer wieder auf diese Beziehungen Rücksicht zu nehmen, könnte man höchstens Wärtern Instruktionen ertheilen, also Leuten, die mechanisch gewisse Verrichtungen vorzunehmen haben, — nicht aber Aerzten, die unter manchmal recht verwickelten Verhältnissen im Stande sein sollen, zu entscheiden, welche Art der Wundbehandlung im vorliegenden Falle die grösste Garantie für ein Gelingen bietet.

Mich dünkt, dass bei vielen Darstellungen, die das vorliegende Thema gefunden hat, auf die eben erwähnten Gesichtspunkte relativ wenig Rücksicht genommen worden ist.

Um so mehr werde ich versuchen, immer wieder darauf hinzuweisen, dass nicht ein und dieselbe Art des Vorgehens sich für alle Fälle schickt; der Arzt soll in der Wundbehandlung eklektisch verfahren, d. h. er soll befähigt sein, sich die beste Methode für den vorliegenden Fall herauszusuchen.

Stand der heutigen Wundbehandlung.

In jüngster Zeit ist wohl oft die Ansicht laut geworden, die heutige Wundbehandlungsmethode hätte einen so hohen Grad von Vollkommenheit erreicht, dass eigentlich nichts Weiteres mehr zu erstreben wäre.

Ich kann dieser Ansicht nicht beipflichten. Richtig ist allerdings, dass wir in der Versorgung der meisten Wunden ein grosses Mass von Sicherheit erlangt haben; wir können für den guten Ausgang von Operationen, die vor einem Vierteljahrhundert noch im höchsten Grade das Leben gefährdet haben, heute fast die Gewähr eines günstigen Verlaufes übernehmen.

Ganz absolut sicher kann indessen nach Lage der Verhältnisse diese Garantie keineswegs sein. Und um so weniger sicher wird sie bei sehr grossen, sehr eingreifenden Bauchoperationen, ferner auch dann, wenn, wie z. B. bei der Beseitigung eines Pyosalpinx, Complicationen mit bestehenden septischen Veränderungen vorhanden sind. Selbst in diesen Fällen leisten unsere heutigen Methoden noch ganz Ausserordentliches; dass sie aber nicht noch der Vervollkommnung fähig sein sollten, wäre sicher zu viel gesagt.

Das gute Resultat ist bei unserem jetzigen Verfahren an die exakteste Befolgung einer grossen Menge von Einzelheiten geknüpft; eine ganze Anzahl von Regeln darf während der Operation — also während einer Zeit, in welcher doch noch andere Dinge als die eigentliche Wundversorgung in Frage stehen — nicht ausser Acht gelassen werden; und so ist es denn wohl tief in der menschlichen Natur begründet, dass Fehler gelegentlich aller Orten vorkommen. Und unter bestimmten Bedingungen kann ein Fehler auch einmal verhängnissvoll werden.

Es scheint mir demzufolge fraglich, ob eine ausnahmslos und für jeden Fall sichere Methode je gefunden werden kann; keineswegs ist aber eine absolute Vollkommenheit bislang erreicht. — —

Ich kann aber ebenso wenig zugeben, dass, wie es oft wohl ausgesprochen wird, alle Chirurgen heute über die Methoden der Wundbehandlung ganz einig sind. Zwar herrscht bei uns in Deutschland ein hoher Grad von Gleichartigkeit wenigstens über das Prinzipielle; und ich glaube allerdings, dass die bei uns vertretenen Ansichten die richtigen sind; ganz absolut und über alle Punkte sich erstreckend ist indessen diese Einigung noch keineswegs. Ausserhalb Deutschlands aber sind mancher Chirurgen Ansichten noch um ein Beträchtliches mehr abweichend. Ein Mann wie Lister z. B. hat in einer vor wenigen Monaten erschienenen Abhandlung*) sich keineswegs zu der bei uns jetzt üblichen möglichsten Vermeidung antiseptischer Chemikalien bekannt; auch gesteht er ganz und gar nicht die unbedingten Vorzüge der in Deutschland heute wohl allgemein angewandten physi-

---

*) Lancet, 28. Januar 1893.

kalischen Sterilisationsmethoden zu. Ich halte diese Ansichten Lister's für nicht richtig, erwähne indessen diesen
Umstand hier nur deswegen, um zu zeigen, wie wenig
gleichförmig schliesslich doch bis heute die Meinungen
über die beste Wundbehandlung sind. —

Es ist aus allen diesen Gesichtspunkten heraus schwer,
ja eigentlich unmöglich, die Wundbehandlung in d e m
Sinne zu schildern, dass gerade mit der vorliegenden
Darstellung etwas allgemein Gültiges, etwas Unabänder-
liches gegeben werde. Die Wissenschaft lässt sich nicht
in Dogmen binden. Vor gar wenigen Jahren gab ein
Chirurg sein Urtheil dahin ab, dass ein Arzt zu bestrafen
wäre, der eine frische Wunde nicht mit Carbol gereinigt
habe; und heute ist das Carbol wahrscheinlich schon aus
dem Operationssaale des betreffenden Chirurgen verschwunden.

So wenig nun, wie es richtig ist, Lehren so darzustellen, als wären sie unwandelbar — so sehr muss es
andererseits dem Autor erlaubt sein, die Dinge unter die
Gesichtspunkte zu bringen, die ihm als die richtigen erscheinen.

Es kann überhaupt eine wissenschaftliche Darstellung
nicht anders gegeben werden, als dass das Gesagte durch-
geht durch das immer doch nur subjectiv sehende Auge
des Autors; anderenfalls würde ja nur eine Aufzählung,
eine Aneinanderreihung von verschiedenen Methoden erfolgen; und das soll nicht der Zweck dieses Büchleins sein.

So gebe ich mich denn der Hoffnung hin, dass der
Leser — sollte er auch nicht durchgehends einverstanden
mit allem hier Gesagten sein — sich doch gerade wegen
der Art der Darstellung ein gutes Bild von allen in Betracht kommenden Gesichtspunkten machen wird; und
schliesslich auf diese Weise am besten in Stand gesetzt
sein wird, an die Dinge die eigene Kritik anzulegen.

CAPITEL II.

Die Entwicklung der Wundbehandlung.

Vorgeschichte.

Zu allen Zeiten waren Bestrebungen vorhanden, um den Wundverlauf nach Verletzungen günstig zu gestalten. Zeugniss hierfür legen überkommene Mittheilungen fast aus jeder Periode ab. Und da in einem sehr grossen Procentsatz schwerere Verletzungen nach einigen Tagen oder Wochen das Ende des Betroffenen herbeiführten, so kann uns das immerwährende Suchen des Helfen und Heilen wollenden Arztes nach Methoden, welche so traurige Verhältnisse verbessern sollten, kaum Wunder nehmen.

Es unterliegt auch keinem Zweifel, dass einige der im Laufe der Jahrhunderte angewandten Mittel nicht gerade wirkungslos in Bezug auf das Erstrebte waren. Eine Anzahl von Flüssigkeiten balsamischer Natur mag, in die Wunde hineingegossen, fäulnisswidrige Eigenschaften entfaltet haben; manches andere, hin und wieder angewandte Wasser, wie z. B. der vielfach in Gebrauch gewesene Alkohol, ist auch unseren heutigen Anschauungen nach ein starkes Antisepticum; und selbst da, wo dunkler Aberglaube geheimnissvolle Kräuter unter mystischen Formalitäten zu bereiten eingab, besass dieses und jenes der so gewonnenen Präparate Ingredienzen die einer Verschlimmerung der Wundverhältnisse in gewissem Sinne vorgebeugt haben mögen. Ein hervorragendes Mittel, um Sepsis zu vermeiden, war in der Anwendung des glühenden Eisens bei Amputationen schon im Mittelalter in Anwendung; und glaubte man auch mehr mit demselben auf Vermeidung von Blutungen zu wirken, so war doch auch die günstigere Heilung so behandelter Wunden sehr wohl bekannt. —

Aber das ist auch Alles, was der früheren Zeit zugestanden werden kann an Leistungen auf diesem Gebiete. Kein anderer Weg als der der rohesten Empirie war beschritten worden, und alles Gefundene verdankte man diesem Wege. Was an Theorien herrschte, so wechselnd es auch im Laufe der Zeiten sich gestaltete, war nicht nur falsch, sondern es musste auch einem Auffinden der richtigen Bahnen durchaus entgegenwirken.

Wie verschieden nun auch alle theoretischen Gedankengänge über die septischen Complicationen einer Wunde gewesen sein mögen, sie berührten sich doch vielfach in dem einen Punkte, dass immer wieder Vorstellungen über ein Ergriffensein des Nervensystems bei Wundfieber vorherrschten; und zwar ganz gewöhnlich in dem Sinne, dass die nervöse Erregung als ein ätiologisches Moment, ja vielfach als das einzige für die Hervorbringung von Wundfieber angeschuldigt wurde.

Hatte man diese falschen Vorstellungen von der Ursache der accidentellen Wundkrankheiten, so waren selbstverständlich alle Wege einer ätiologischen Therapie — und das ist doch schliesslich der zum Ziele führende Pfad gewesen — gründlich verlegt. So wunderbar es uns auch heute erscheinen mag, dass kaum ein Mensch an durch die offene Wunde aufgenommene Schädlichkeiten — wenn auch nur solche im weitesten Sinne des Wortes — dachte, so leicht ist doch die Erklärung dafür, wenn wir uns nur dessen bewusst sind, wie sehr und wie vollkommen stets eine jede Zeit durch die in ihr herrschenden Anschauungen erfüllt wird, und wie wenig der Einzelne sich über diese letzteren zu erheben im Stande ist.

Die offene Wundbehandlung. Ihre Entstehung und ihre Vorzüge.

Es war dem Zeitalter der Entwicklung der organischen Chemie vorbehalten, eine Umwandlung der Lehre von den zu Wunden hinzutretenden Erkrankungen hervorzubringen. Sobald einmal die Gährung, wie sie in sich zersetzenden organischen Flüssigkeiten zu Stande kommt, in das Bereich der Forschungen gezogen war, — in diesem Augenblicke lag es nahe, die Nutzanwendung auf die Vorgänge, die vielfach in der Form der Fäulniss an Wunden beobachtet wurden, zu ziehen.

Doch wurde hiermit nicht gleich der Gedanke verbunden, dass, um solchen Fäulnissprozessen vorzubeugen, bestimmten Noxen der Eintritt in die Wunde verwehrt werden müsse. Es war zunächst nur Platz für die Vorstellung vorhanden, dass die Vorgänge in eiternden, faulenden und jauchenden Wunden der Zersetzung ihren Ursprung verdankten; die Eiterung wurde nicht mehr, wie man früher angenommen hatte, für einen die Heilung befördernden Vorgang gehalten; man sah im Gegentheil ein, dass Wundsekrete jeder Art aus der Wunde entfernt werden müssten.

Das war der Gedanke der offenen Wundbehandlung oder — wenn man so will — der der Drainage.

Die offene Wundbehandlung ist auf den Anfang dieses Jahrhunderts und auf Vincenz von Kern als ihren ersten Vertreter zurückzuführen. Wie eben schon bemerkt, hatte man den Eiter und alles mögliche Andere früher als etwas Gutes, Heilbringendes, ja absolut Nothwendiges in der Wunde ängstlich conservirt: Der Gedanke der offenen Wundbehandlung brach mit allen diesen Anschauungen — nicht so zielbewusst, wie es nach dieser Darstellung erscheinen mag: aber der Sinn der Lehre war doch in letzter Instanz der, den ich zunächst ihr hier nur unterschiebe.

Die offene Wundbehandlung hat dann in den 40er Jahren in Burow ihren grössten Vertreter gefunden. Es gesellte sich ihr später — aber lange vor Lister's Zeit — der Gedanke einer wirklichen Drainage hinzu. In seinem „Traité pratique de la suppuration et du drainage chirurgical" führte Chassaignac im Jahre 1859 die Verwendung von Kautschukröhren zum Zwecke des Ableitens von Wundsekreten — allerdings nur aus inficirten Wunden — ein.

Ich stehe nicht an, die offene Wundbehandlung und die mit ihr eng verbundene Drainage an die Spitze der Entwicklung der modernen Chirurgie zu stellen. Die Erkenntniss von der Nothwendigkeit der Sekretableitung — und dieses Prinzip ist der offenen Behandlung mit der Drainage gemeinsam — ist allen Dunkelheiten früherer Zeiten gegenüber ein ausscrordentlich bedeutsames Ereigniss gewesen. Vielleicht gehe ich nicht fehl, wenn ich in der Einführung der offenen Behandlung den grössten in der Wundversorgung je gemachten Fortschritt erblicke und die Lister'sche Errungenschaft erst in die zweite Linie rücke.

In der That sehen wir die Entwicklung des offenen Verfahrens — allerdings verändert durch die Einwirkung der Bakteriologie — bis in die allerneueste Zeit fortschreiten. Noch heute liegt das Verhältniss so, dass wir für die Behandlung inficirter Wunden nichts Besseres als eine modificirte offene Wundbehandlung kennen; und für ausserordentlich viele frische Operationswunden, ebenso wie für eine grosse Anzahl von Verletzungen wird ganz allgemein heute das in gewissem Sinne abgeänderte offene Verfahren als das beste hingestellt; für fast alle Wunden aber ist es in der Form der aseptischen Tamponade das sicherste in Bezug auf die Erreichung eines guten Ausganges, wie ich späterhin noch zu erörtern haben werde.

Lister.

Der Gang ·der Entwicklung der offenen Wundbehandlung wurde unterbrochen durch Lister. Trotz des Lobes, welches die offene Behandlung verdient, muss anerkannt werden, dass durch Lister die Frage der Wundbehandlung — wenn ich mich so ausdrücken darf — erst in vollsten Fluss gekommen ist, und dass ihm als dem Ersten sofort das höchste und wahre Ziel vor Augen geschwebt hat; nicht in dunkeler, nur geahnter Form, sondern klar, jedenfalls klarer als irgend ein anderer der Lister'schen Gedanken: In prophylactischer Form von der Wunde Schädlichkeiten fern zu halten.

Die von Lister inaugurirte Prophylaxe kehrte sich bekanntermassen gegen den Zutritt von Luft in offene Wunden.

Ich habe oben bereits darauf aufmerksam gemacht, dass die Entwicklung der organischen Chemie in erster Linie den Anstoss zur Förderung der Wundbehandlung gegeben hat. Die Lehre von den Zersetzungsvorgängen in faulenden organischen Materien wies auf die Luft als den Erreger solcher Prozesse hin, insofern man nämlich frühzeitig schon erkannt hatte, dass erst das Hinzutreten von Luft solche Zersetzungen hervorrief; man verglich dann ferner, oder eigentlich man stellte auf eine Stufe mit diesen Gährungsprozessen diejenigen Vorgänge, welche man an eiternden und jauchenden Wunden zu sehen und zu beobachten sattsam Gelegenheit hatte: und so lag es dann nahe, auch für die Wundeiterung die Luft zu beschuldigen: das war die Lehre Lister's.

Gleichzeitig konnte sich aber auch Lister, indem er seine Theorie von der Schädlichkeit der Luft vortrug, auf eine grosse Anzahl anscheinend ganz richtiger und schon seit langer Zeit gemachter Beobachtungen stützen. Es war den Aerzten nicht entgangen, welch grosser Unterschied für Verletzungen vielfach dadurch gegeben war, dass in der einen Reihe von Fällen der Luft der Zutritt zur verletzten Stelle möglich war, in anderen Fällen aber nicht. Knochenbrüche, bei welchen die äussere Haut intact geblieben war, heilten fast immer ohne das Hinzutreten von Fieber, während sogenannte complicirte Frakturen, also Brüche mit gleichzeitiger Durchtrennung der Haut, selten von den schlimmsten und gefürchtetsten Wundkrankheiten verschont blieben.

Auch war aus diesen Beobachtungen schon seit geraumer Zeit in der Praxis Nutzanwendung gezogen worden. Man hatte manche Operationen so zu machen gelernt, dass man die Haut nur in geringstmöglichem Grade verletzte; und man hatte auch wirklich diese subcutanen Operationen im Allgemeinen ohne die schweren Gefahren verlaufen sehen, welche die entsprechenden offenen Operationen in nur zu vielen Fällen mit sich brachten. Ja, man war sogar, bloss um die Luft auszuschliessen, dazu gekommen, Operationen unter Wasser auszuführen: ein Corpus mobile im Knie wurde so herausbefördert, dass unter dem Wasserspiegel ein Schnitt bis in das Gelenk hinein gemacht und die Gelenkmaus alsdann, ebenfalls noch unter Wasser, herausgeholt wurde.

Dass mit der Methode der subcutanen Operationen bessere Erfolge erzielt wurden, konnte gar keinem Zweifel unterliegen. Unseren heutigen Anschauungen zufolge müssen wir uns die Vorzüge der subcutanen Operationen in der Art erklären, dass bei ihnen relativ wenig Gelegenheit zur Infection der Wunde gegeben war: es wurden wenig Instrumente gebraucht, im Allgemeinen nur ein Scalpell, welches noch dazu bei der eigenthümlichen Art des Einstechens an der dasselbe eng umschliessenden Haut abgestreift wurde, ferner wurde mit den Fingern des Operateurs — der zweiten Hauptquelle der Infectionen — gar nicht in der gesetzten Wunde manipulirt: und so blieben in der That Wundkrankheiten im Allgemeinen aus.

Diese Vortheile der subcutanen Methode glaubte man also dem Ausschlusse der Luft danken zu müssen.

Und unter solchen Eindrücken ersann Lister
seine Methode.

Es war Lister nicht entgangen, dass ein wirklicher
Ausschluss der atmosphärischen Luft während der meisten
Operationen ein Ding der Unmöglichkeit war: er suchte
also Mittel und Wege, um die gefährliche Luft,
da sie denn doch zu den Wunden zutreten
musste, in eine ungefährliche zu verwandeln.

Hierzu gesellte sich noch ein zweites Ziel: die in die
Behandlung des Arztes gelangenden offenen Verletzungen
waren schon während mehr minder langer Zeit durch
die Luft im Lister'schen Sinne verunreinigt worden; so
musste also die Möglichkeit geschaffen werden,
solche bereits durch Luft inficirten Wunden zu
desinficiren.

Zwei Aufgaben also stellte sich Lister: Einerseits die
bei Gelegenheit von Operationen in die bloss gelegten
Körpergewebe Eintritt findende Luft vor ihrem Eintritte
ihrer schlechten Eigenschaften zu berauben; andererseits
die durch nicht gereinigte Luft schon verunreinigten
Wunden einer Desinfectionsprocedur zu unterwerfen.

Das waren, genauer betrachtet, eigentlich zwei
ganz verschiedene Postulate.

Die Verschiedenartigkeit seiner zwei Zwecke erkannte
Lister indessen kaum.

Es ist schwer, über Lister's allgemein-medicinische
Anschauungen aus seinen Abhandlungen (von denen die
erste: „Ein neues Verfahren der Behandlung offener
Knochenbrüche und Abscesse" 1867 im Lancet erschien)
ein klares Bild zu gewinnen. Seine Ansichten, besonders
auch in so weit sie sich beziehen auf die Lehre von der
Entzündung, auf die Wundheilung und ähnliche Themata
sind zum mindesten schwer verständlich. Jedenfalls versuchte Lister die Empfehlung seines neuen Verfahrens in
Einklang zu bringen mit den Vorstellungen, die er in
breiter Weise besonders auf dem Gebiete der Entzündung
auseinandersetzte.

Für beide von ihm verfolgte Zwecke — die Desinfection der in eine offene Wunde eindringenden Luft,
und die Desinfection der Körpergewebe, auf welche bereits atmosphärische Luft gewirkt hatte, — empfahl Lister
die Anwendung der Carbolsäure. Dieselbe stammte übrigens
nicht von ihm, sondern bereits im Jahre 1860 hatte
Lemaire der Pariser Akademie eine Broschüre übersandt,
in welcher er die Eiterung für eine Fermentation durch
die Wirkung von Mikroben erklärte und gleichzeitig bereits
deutlich angab, dass diesem Prozess Einhalt gethan werden
könne durch Anwendung von Carbolsäure.

Diese Carbolsäure sollte nun also nach Lister
sowohl die atmosphärische Luft als die septischen Körpergewebe zu desinficiren im Stande
sein.

Lister's Methode.

Die von Lister ersonnene Wundbehandlung stellte eine
recht complicirte Procedur dar.

Ich möchte hier nicht auf die Einzelheiten derselben
eingehen, zumal dieselben sammt und sonders nur noch
der Geschichte angehören, und ausserdem ja, wenigstens
in ihren Grundzügen, bekannt sind. Alle Vorschriften
sind von Lister in der Art eines starren Formalismus
gegeben worden: er liess mit Carbolsäure in bestimmter
Art Gaze imprägniren, welche in 7 facher Lage um die
Wunde herumgelegt werden musste; dann kam ein für
die Wundsekrete impermeabler Stoff, zuletzt noch eine
Lage Gaze: alles um der Luft den Zutritt zur Wunde zu
verwehren und um die Wundsekrete erst spät und gewissermassen auf Umwegen mit der Atmosphäre in Berührung zu bringen. Gleichzeitig sollte die mit Carbolsäure präparirte Gaze die Luft beim Durchtritte desinficiren.
Bei der Operation und der Anlegung des Verbandes
sollte aber ein sogenannter Spray in Function sein, ein
Apparat, welcher die Aufgabe hatte, während des zu

Tage Liegens der Wunde die zu derselben dringende
Luft durch einen Carbolsäureregen zu reinigen.

Endlich wandte Lister, um mit nichtdesinficirter Luft
bereits in Berührung gewesene Körpergewebe zu reinigen
— wie schon bemerkt — ebenfalls die Carbolsäure an.
Verletzungen, die wie gewöhnlich erst eine gewisse Zeit
nach ihrem Entstehen in Behandlung kamen, wurden
demgemäss in allen ihren Buchten und Nischen mit Carbolsäure — anfangs in der Form der concentrirten Carbolsäure — ausgewischt.

Kritik der Lister'schen Methode und ihrer Erfolge.

Im späteren Verlaufe unserer Erörterungen werden
wir noch mannigfach Gelegenheit haben, uns mit Fragen
zu beschäftigen, welche diese eben erwähnten Ziele Lister's
nahe angehen.

Schon jetzt aber möchte ich bemerken, dass wir
heute eine Desinfection der Luft in dem Lister-
schen Sinne weder für möglich noch für nöthig
halten; und in Bezug auf den zweiten Punkt — die
Desinfection schon inficirter Körpergewebe — kann ich
nicht umhin, der Ansicht, welche ich auch späterhin in
dieser Schrift noch zu vertreten haben werde, hier schon
Ausdruck zu geben: dass nämlich eine solche Desinfection schon septischer Körpergewebe nicht
ausführbar ist.

So ging also Lister Wege, welche, wenn es möglich
gewesen wäre, sie bis ans Ziel zu verfolgen, noch
lange nicht den Hauptpunkt getroffen hätten, um den
sich in Wirklichkeit die ganze Wundbehandlung bewegt:
nämlich die Vermeidung der Contactinfection.

Und dennoch wurde die Lister'sche That der Aus-
gangspunkt einer gewaltigen Verbesserung der Art und
Weise, Wunden zu behandeln. War das wahre Ziel auch
nicht getroffen, — trotzdem hatte die ausserordentliche
Consequenz des Denkens und Suchens eine Methode

geschaffen, die jedem Nachprüfenden als eine grosse Errungenschaft sofort erscheinen musste.

Aus allen Disciplinen, die der menschliche Geist betreibt, würden sich Analogieen zu einem Fortschritt, wie er durch Lister angebahnt worden ist, finden lassen. Ein Weg war angegeben worden, welcher, ohne dass wir heute weder seine Bahn noch sein Ziel für richtig erachten, dennoch etwas ganz Ausserordentliches darstellte. Was in der Lister'schen Methode den grossen Umschwung, d. h. die sehr beträchtliche Verbesserung der Morbiditäts- und Mortalitätsverhältnisse nach Verletzungen und nach Operationen zu Wege brachte, ist nicht ganz leicht anzugeben, und es scheint fast, dass während der verschiedenen Phasen auch auf verschiedene Weise diese Verbesserung erreicht worden ist.

Lister hatte Anfangs in die Wunden, in ihre Nischen und Buchten concentrirte Carbolsäure gegossen — eine Flüssigkeit, von der wir wissen, dass sie in sehr hohem Grade verschorfend auf die Gewebe des menschlichen Körpers wirkt. Es ist nicht unwahrscheinlich, dass diese Verschorfung der Wundflächen eine Verringerung der Infectionsmöglichkeit bewirkt hat; insofern lehnt sich diese anfängliche Lister'sche Behandlung eng an die lange früher geübte Verschorfung von Wundflächen durch das glühende Eisen an. — Nach der späteren Ausbildung des Verfahrens — Lister bediente sich schon kurze Zeit nach seinen ersten Veröffentlichungen statt der concentrirten Carbolsäure ziemlich schwacher Lösungen — kamen indessen solche Gründe in Fortfall, und die guten Resultate waren in einem gewissen Grade wohl dem Umstande zu verdanken, dass bei der umständlichen Procedur doch auch Instrumente und Hände des Operateurs viel von der Carbolsäure, der wir ja auch heute noch eine stark desinficirende Kraft zuerkennen, abbekamen, — einerseits dadurch, dass dieselben, nämlich Hände und Instrumente direkt mit den Lösungen des Mittels in Berührung gebracht wurden; andererseits, indem der alles verhüllende, eigentlich aber

nur für die Reinigung der Luft berechnete Spray-Carbol-
nebel gleichfalls desinficirend auf die eben erwähnten
Medien wirkte, welche in unserem heutigen Sinne durch
direkten Contact mit der Wunde die Ansteckung zu vermitteln geeignet sind.

Indessen ist aller Wahrscheinlichkeit nach dies noch
nicht der letzte Grund dafür gewesen, dass mit der Einführung des Lister'schen Verfahrens fast in aller Händen
sofort eine wesentliche Verbesserung der Erfolge in der
Wundbehandlung zu Tage trat.

Abgesehen von den bisher erwähnten und, zum Theil
wenigstens, seiner Methode eigenen Massregeln, schloss
nämlich Lister's Verfahren noch etwas Anderes in sich
ein: das Prinzip der allgemeinen, überall und
besonders auch bei der Versorgung frischer
Wunden anzuwendenden Drainage.

Ich hatte vorhin darauf aufmerksam gemacht, dass
die Drainage bereits vor Lister von Chassaignac geübt
war, und zwar auch schon unter Verwendung von
Kautschukröhren. Die Chassaignac'schen Erörterungen
bezogen sich indess im Allgemeinen bloss auf die Drainirung von Abscessen. Lister's Verdienst war es,
das Prinzip der Drainage in der umfassendsten
Weise zu verallgemeinern.

Schon früher sahen wir, dass die grundsätzliche Einführung von Röhren in alle Wunden ausserordentlich viel
Gemeinsames enthält mit der offenen Wundbehandlung,
insofern als das wirksame Prinzip beider Methoden die
Sicherung der Ableitung aller in der Wunde vorhandenen
und sich bildenden Sekrete ist. Die Lister'sche Methode
hatte noch keineswegs den Grad der Sicherheit erlangt, um
ohne Drainirung auskommen zu können. Diese letztere
machte erst Lister's Methode zu einer wirklichen
brauchbaren. Und so stellte also das Lister'sche
Verfahren die geistreiche Combination einer gewissen, wenn auch noch höchst unvollkommenen
Prophylaxe mit der offenen Wundbehandlung dar.

Ausbreitung des Lister'schen Verfahrens.

Indessen wäre doch diese ganze Methode möglicher Weise der Vergessenheit anheimgefallen, wenn sich nicht gerade in Deutschland Chirurgen allerersten Ranges, vor allen aber Volkmann, derselben angenommen und laut ihren Ruhm und die mit ihr errungenen Resultate der Welt verkündet hätten. Alles was nicht zu den Parteigängern Lister's gehörte, wurde in Deutschland recht schnell stumm, und eine neue Aera für die Chirurgie begann bei uns, als man unter dem Schutze des Verfahrens — was man früher nur selten und gewöhnlich nicht mit Glück gewagt hatte — die grossen Höhlen des Körpers getrost zu eröffnen begann und Operationen nie geahnten Umfanges zu machen lernte. Von allen Seiten her wurden ausserordentlich gute Resultate gemeldet, — und wenn diese Resultate auch noch immer der Verbesserung fähig gewesen sein mochten, so wurde doch darüber relativ wenig gesprochen, und die Lister'sche Behandlungsmethode galt lange Zeit in Deutschland für unübertreffbar.

Wundbehandlung anderer englischer Chirurgen.
Erstes Stadium der Asepsis.

Nicht so gestaltete sich die Verbreitung der Methode in Lister's Vaterland.

Eigentlich nirgends mit Enthusiasmus aufgenommen, und kaum irgendwo im Anfange recht nachgeahmt, wurde die Methode in England zunächst nur wenig bekannt. Als aber einige Jahre später mehr Kunde von ihr — grösstentheils indirekt über Deutschland — nach England drang, ward von manchen Seiten her der Stubenweisheit Lister's gelacht: nicht so ganz ohne jeden Grund, wie man damals in Deutschland, dem Adoptivvaterlande des Listerismus, durchgehends glaubte. Denn in der That hatten einzelne englische Operateure schon lange sehr gute, zum Theil brilliante Resultate aufzuweisen, ohne

ihrem Verfahren die Lister'schen Lehren zu Grunde zu
legen; und immer wieder machten sie darauf aufmerksam,
dass — Sauberkeit beim Operiren vorausgesetzt — die
Güte der Resultate sonst doch im Wesentlichen von mehr
oder minder vollendeter Technik und von den in der
Natur des einzelnen Falles liegenden Schwierigkeiten ab-
hängig sei. Konnten doch schon 1862 Backer-Brown,
Spencer-Wells und Clay von über 1200 Laparotomieen
mit nicht üblen Erfolgen berichten, und hatte doch im
Jahre 1884 Lawson Tait eine ununterbrochene Serie von
139 genesenen Ovariotomieen aufzuweisen, bei welchen
er sich gewöhnlichen Brunnenwassers zu allen Manipulationen während der Operation bedient hatte. —
Andere englische Operateure handelten ähnlich und mel-
deten ähnlich gute Resultate.

Entwicklung der Antisepsis zur Asepsis in Deutschland.

In Deutschland war zu dieser Zeit der auf die Spitze
getriebene Listerismus in Schwunge; von manchen oder
vielmehr den meisten Operateuren wurden Kannen von
Carbolsäurelösung und einer grossen Anzahl anderer sehr
bald gefundener und erfundener antiseptischen Wässer in
die Wunden gegossen, die letzteren damit ausgeschwemmt
und unter Anwendung reichlicher Drainage geschlossen.

Wäre man in der damaligen Zeit bei uns vorurtheilsloser gewesen und hätte man die ohne Carbol und dessen
Surrogate erzielten Erfolge der erwähnten englischen Chirurgen genauer untersucht, anstatt Zweifel an denselben
zu hegen — vielleicht wäre man früher zu dem durch-
gedrungen, was man also heut zu Tage Asepsis im
Gegensatze zu der in der Lister'schen Zeit geübten Antisepsis nennt.

Beide Namen sind schlecht. Das Wort Asepsis sagt
überhaupt gar nichts; dass man ohne Sepsis sein und
bleiben wolle, ist ja wohl selbstverständlich, und jede

Methode hätte so genannt werden können. Der Sinn unseres jetzigen Verfahrens ist der, dass man ohne die chemischen, antiseptisch wirkenden Mittel auszukommen bemüht ist. Die Asepsis stellt im Wesentlichen die Verbannung der chemischen Antiseptica dar, und zwar unter Zuhülfenahme einer besseren, im Allgemeinen sich der physikalischen Methoden bedienenden Prophylaxe.

Durch Einführung dieser sogenannten Asepsis hat sich unser jetziges Verfahren ganz ausserordentlich genähert dem der vorhin erwähnten englischen Operateure, die schon ehedem von Carbol, Sublimat und ähnlichen Dingen nichts wissen wollten und ihre Erfolge fragensohne neben ihrer Technik einer peniblen Sauberkeit verdankten.

Bei uns ist dieser aseptischen Zeit die Lister'sche vorausgegangen.

Den Uebergang zur aseptischen Methode verdanken wir der Bakteriologie, die sich inzwischen entwickelt hatte und uns überzeugen musste von der Unvollkommenheit der Leistungen der chemischen Antiseptica bezüglich unserer Zwecke. Aber die Bakteriologie zeigte uns nicht nur, dass wir übertriebene Vorstellungen von der Wirkung der Carbolsäure, des Sublimats und wie alle die Mittel heissen mögen, gehabt hatten — sie lehrte uns auch sehr bald, dass schon ein hoher Grad von Sauberkeit überlegen wäre der Leistungsfähigkeit der stärksten antiseptisch wirkenden Chemikalien.

So ist denn schrittweise und zum Theil sehr allmählich die Carbolsäure und das Sublimat aus unseren Operationssälen bis auf einige wenige Punkte ihrer Anwendung verschwunden, — und wo dieser Prozess noch nicht eingetreten ist, wird er in kurzer Zeit sich vollziehen.

Dankbar werden wir zu allen Zeiten anerkennen, dass wir auf dem Wege der grossen Errungenschaft Lister's zu unserer heutigen, sicherlich einen hohen Grad von Vollkommenheit darstellenden Wundbehandlungsmethode gelangt sind; doch kann die Bemerkung nicht unterdrückt

werden, dass von den durch Lister eingeführten Massnahmen nichts mehr übrig geblieben ist. (Selbst die Verwendung des Catgut stammt nicht von Lister her, sondern
Astley Cooper hatte bereits mit Darmsaiten unterbunden.)
Und ohne Lister's Verdienste zu schmälern, verlangt die
Gerechtigkeit, es auszusprechen, dass eine Anzahl genialer
englischer Operateure — allen vor Lawson Tait — Lister
nicht gebraucht haben, und auf eigenen Wegen und um
vieles früher zu einer Wundbehandlung gelangt sind, welche
sich im Wesentlichen mit unserer heutigen deckt.

Ueber die Ursachen der accidentellen Wundkrankheiten.

Entwicklung und Stand der chirurgischen Bakteriologie.

Die ersten Beobachtungen, dass Mikroorganismen Zersetzungsvorgänge einzuleiten im Stande sind, wurden bei Gährungs- und Fäulnissprozessen gemacht. In Deutschland lernte man durch Schwann in den 30 er Jahren dieses Jahrhunderts diese Dinge kennen; populärer wurden indessen Kenntnisse solcher Art eigentlich erst durch Pasteur, über dessen Veröffentlichungen sich sehr bald nicht nur in Frankreich, sondern in ganz Europa lebhafte Controversen entspannen.

Manche bemerkenswerthe Entdeckung reihte sich an. So fand Pollender im Jahre 1849 im Blute von milzbrandkranken Thieren einen Bacillus, welchen dann später 1863 Davaine auf Grund von vielfachen Untersuchungen als Ursache der betreffenden Krankheit feststellte.

Abgesehen von solchen einzelnen Punkten wurde indessen zu der Kenntniss der bei Gährungen und Fäulnissvorgängen zu Tage tretenden Bakterien-Wirksamkeit kaum etwas hinzugefügt; und so konnte sich also im Wesentlichen Lister, als er mit seinem neuen Verfahren hervortrat, und die in der Luft enthaltenen Keime beschuldigte, die Wundkrankheiten hervorzurufen, immer doch nur auf die Gährungs- und Fäulnissprozesse als Analogieen beziehen; er musste seine Lehren — was alles er selbst sehr wohl einsah — mehr als Sache des guten Vertrauens anempfehlen, als dass es ihm möglich war, mit streng wissenschaftlich bewiesenen Thatsachen vor die Welt zu treten.

Trotzdem wurden dem Verkünder der neuen Lehre gerade mit diesen unbewiesenen Analogieen Schwierigkeiten kaum bereitet. Denn in einem langen Zeitraume hatte man sich bereits daran gewöhnt, die Gährungs- und Fäulnissvorgänge mehr weniger auf eine Stufe zu stellen mit den septischen Prozessen, wie sie bei üblem Verlaufe zu Wunden hinzutreten. Auf welche Weise man zu dieser Analogie kam, ist nicht recht einzusehen; im Wesentlichen mögen doch wohl die den eigentlich septischen Prozessen oft sich zugesellenden Fäulnisserscheinungen die Ursache dafür abgegeben haben.

Gründlich geändert wurden alle diese Vorstellungen erst im weiteren Verlaufe der Pasteur'schen Entdeckungen und vor allem durch die mächtige Einwirkung der Arbeiten Robert Koch's. Der Glaube, dass die Wundkrankheiten etwas Aehnliches wie die Gährungsvorgänge darstellen, konnte nicht mehr bestehen bleiben, und die Lister'sche Lehre: die in der Luft enthaltenen Mikroorganismen seien die Ursache der Sepsis, fiel gleichzeitig damit.

In der Zeit der sich nun überaus schnell entwickelnden Bakteriologie, während man in rascher Folge die verschiedensten Bakterien als constante Befunde bei vielen Krankheiten auffand, und durch Züchtungen die Lebensbedingungen und Lebensweisen derselben kennen lernte — in dieser Zeit gab man sich der Hoffnung hin, man würde auch für die einzelnen Wundkrankheiten ganz spezielle Mikroorganismen als Erreger in Bälde erforschen; und so zu einem System gelangen, welches auch sämmtliche Wund-Infectionskrankheiten nach ätiologischen Gesichtspunkten, d. h. nach Gesichtspunkten ihres Entstehens durch Mikroorganismen klassificirte.

Die Bakteriologie hat in der That in unglaublich kurzer Zeit ihre Methoden ganz ausserordentlich verfeinert; durch die Entdeckung vieler Krankheitserreger und durch das Studium der intimsten Lebensbedingungen derselben ist eine Wissenschaft wie die Hygiene in ganz andere Bahnen gelenkt und auf Gebiete übergeführt worden, deren Bebauung schon heute die segensreichsten Früchte hat ernten lassen.

Auch für die Chirurgie sind reichlich neue Erkenntnisse gewonnen worden; die bessere, an das vollkommen heranreichende Wundbehandlungs-Prophylaxe, die bei uns wenigstens allein den Uebergang aus der Antisepsis in die sogenannte Asepsis ermöglicht hat, ist ein Resultat der durch die Bakteriologie gewonnenen Erfahrungen, — die Hoffnung indessen, dass wir für die Wund-Infectionskrankheiten eine bakteriologisch-ätiologische Eintheilung erhalten würden, ist doch nur zum kleinsten Theil, eigentlich gar nicht in Erfüllung gegangen.

Um einen bestimmten Mikroorganismus als das ätiologische Moment einer Krankheit festzustellen, müssen verschiedene Postulate erfüllt sein. Zunächst muss das ausnahmsweise Vorkommen des betreffenden Krankheitserregers bei allen entsprechenden Krankheiten und sein Fehlen bei andersartigen Affectionen zu konstatiren sein; der Krankheitserreger muss im gewöhnlichen mikroskopischen Bilde erkennbare Unterschiede anderen Gebilden ähnlicher Art gegenüber zeigen, oder es müssen sich solche Unterschiede auf mikro-chemischem oder mikro-tinctoriellem Wege herausfinden lassen; falls dies nicht in präcisester Weise möglich ist, sollen sich sogenannte Reinkulturen anlegen lassen, die alsdann durch ihr physiologisches oder morphologisches Verhalten die Möglichkeit der Differentialdiagnose anderen Mikroorganismen gegenüber gewähren.

Die Bakteriologie verlangt aber in allen irgend zweifelhaften Fällen zum Beweis der Spezifität eines Mikroben ferner die Impfung mit seinen Reinkulturen; die durch

die Impfung produzirte Krankheit soll zum Mindesten
ganz ausserordentlich ähnliche Erscheinungen darbieten,
wie die Erkrankung, bei welcher ursprünglich der betreffende Krankheitserreger gefunden worden ist; und
als Endglied der Beweiskette sollen in den Krankheitsprodukten der geimpften Thiere in allen Fällen wieder
die ursprünglichen Bakterien vorhanden sein.

So vielfach diese Forderungen sind, auf so eminente
Schwierigkeiten ihre Durchführbarkeit ganz besonders in
dem Punkte des Auffindens von empfänglichen Versuchs-
thieren für die Impfung mit denjenigen Krankheiten, die
zunächst nur beim Menschen beobachtet werden, stossen
mag: — die exakte Bakteriologie wird dennoch bei der
ganz ausserordentlich ausgedehnten Möglichkeit von Irr-
thümern aller Art kaum in Etwas von diesen Postulaten
nachlassen können, falls es sich darum handelt, einen bei
einer Erkrankung vorgefundenen Mikroorganismus wirklich
und zweifelsohne als die Ursache derselben festzustellen;
und, dieses vorausgeschickt, können wir uns doch der
Wahrheit nicht verschliessen, dass — wenn wir von einigen
wenigen, kaum in das Gebiet der Sepsis im engeren Sinne
des Wortes hineingehörenden Erkrankungen, z. B. dem
Tetanus und dem Milzbrand, absehen — jenes, anfangs
doch sicher vielfach erhoffte Ziel, bislang wenigstens nicht
erreicht worden ist. Es ist nicht gelungen, die accidentellen Wunderkrankungen des Menschen ätiologisch-bak-
teriologisch zu klassificiren.

Aus dem bisher Bekannten geht nicht hervor, dass
wirklich immer bei denselben Formen von septischen
Erkrankungen auch die nämlichen Bakterien sich vor-
gefunden haben: in Form und klinischen Erscheinungen
sich durchaus gleich verhaltende Abscesse weisen ganz
verschiedene Mikroorganismen auf, ein Punkt, in welchem
gerade in der neueren Zeit sich die Beobachtungen
häufen; und andererseits werden in klinisch ganz verschiedenen Krankheitsprodukten Bakterien, die sich aufs
Haar gleichen, gefunden.

Es kann uns doch in Wahrheit nicht befriedigen, wenn wir glauben sollen, dass Staphylococcus pyogenes aureus Schuld sei an Furunkeln, Carbunkeln, Panaritien, acuten heissen Abscessen, Phlegmonen, an Impetigo, Sycosis, Blepharoadenitis, Conjunctivitis phlyctaenulosa, ferner an acuter infectiöser Osteomyelitis, an Lymphdrüseneiterungen, Empyemen, Gelenk- und Schleimbeuteleiterungen, Tonsillarabscessen, Angina lacunaris, Mammaabscessen, Parotiseiterungen, an idiopathischer Cerebrospinalmeningitis, Strumitis, eitriger Peripleuritis, sympathischer Ophthalmie.*) In dieser Zusammenstellung finden sich ganz verschiedenartige Krankheitseruptionen in demselben Organ: in der Haut werden pyogene Staphylococcen angetroffen bei Acne, Eczemen, Sycosis, Furunkeln, Abscessen und anderen Affectionen! — ein Umstand, der also selbst die Erklärung ausschliesst, dass es die verschiedene Lokalisation desselben Erregers sei, welche die Verschiedenheit des klinischen Bildes bewirke.

Vollends aber sind diejenigen Forderungen, die sich an die Impfung mit Reinkulturen anschliessen, ganz und gar nicht, soweit es sich um die accidentellen Wundkrankheiten handelt, erfüllt; selbst die Impfung mit den Fehleisen'schen Streptococcen-Kulturen kann in diesem Sinne nicht verwerthet werden, insofern dieses Bakterium sich als durchaus das nämliche auch bei vielen anderen Krankheiten findet.

Wir haben unter den accidentellen Wunderkrankungen so himmelweit verschiedene Formen: man denke nur an eine mit geringer Eiterung, aber ohne Fieber und ohne irgend eine sonstige Störung heilende kleine Gesichtswunde, und man vergleiche damit eine schwere zum Tode führende Pyämie mit den von Zeit zu Zeit auftretenden Schüttelfrösten, oder eine in wenigen Stunden bei freiem Bewusstsein, ohne Temperaturerhöhungen und, nur auf dem Wege der Herz-Insufficienz, letal-endigende Peritonitis.

---

*) Nach Günther, Bakteriologie S. 196 f.

Noch eine grosse Anzahl wiederum differenter Bilder liesse sich vorführen, und wenn allen diesen wirklich nur 3 verschiedene Mikroorganismen zu Grunde liegen sollten, so müsste ein so auffallendes Verhältniss mit kräftigeren Argumenten, als es bisher geschehen ist, belegt werden. Nein — es kann keinem Zweifel unterliegen, dass die Bakteriologie uns eine ätiologische Eintheilung der zu Wunden hinzutretenden Störungen bis zur Stunde nicht geliefert hat. Ob das überhaupt in das Bereich der Möglichkeit gehört, vermag heutigen Tags gewiss kaum Jemand zu übersehen. — Jedenfalls muss, wenn man die Wund-Infectionskrankheiten eintheilen und beschreiben will, dies auch heute noch im Wesentlichen nach rein klinischen Gesichtspunkten erfolgen; nimmt man die Streptococcen und Staphylococcen zu Hülfe, so treten immer wieder die Annahmen, dass diese Mikroorganismen verschieden wirken, je nach der Lokalität, der sie einverleibt sind, je nach der Disposition des Organismus, der befallen ist, — es treten, meine ich, diese und ähnliche Annahmen stets von Neuem so präponderirend in den Vordergrund, dass auch alsdann pathologisch-anatomische und klinische Gesichtspunkte immer wieder die Oberhand gewinnen.

Aber trotz alledem sind, wenn auch nicht der vollgültige Beweis dafür geliefert ist, dennoch Fakten genug bekannt geworden, die es als im höchsten Grade wahrscheinlich erscheinen lassen, dass Streptococcen und Staphylococcen — sie selbst oder ihre Stoffwechselprodukte — in allerintimster Beziehung zur Hervorrufung der accidentellen Wundkrankheiten stehen. Absolut sicher nachgewiesen sind bisher die Bakterien als Erreger nur für wenige, mit ganz besonderen Eigenthümlichkeiten ausgestattete, und übrigens auch nicht ganz in das eigentliche Gebiet der gewöhnlichen Wundinfection hineingehörende Wundkrankheiten: den Milzbrand, den Tetanus und den Rotz.

Einige für die Prophylaxe sich ergebende allgemeine Gesichtspunkte.

Die verschiedenen Mikroorganismen zeigen — und das ist ja wegen ihrer sehr von einander differirenden Lebensbedingungen eigentlich selbstverständlich — sehr verschiedene Resistenz allen möglichen Einflüssen gegenüber, und also auch gegenüber denjenigen Prozeduren, welche wir zum Zwecke der sogenannten Sterilisirung, d. h. der Befreiung eines Gegenstandes von Keimen aller Art, vornehmen.

So sind die für den Menschen als schädlich in Betracht kommenden Bakterien keineswegs die resistentesten; sie werden, was die Lebensenergie anbetrifft, von vielen nicht pathogenen, unter den bisher bekannten im höchsten Grade von den Sporen des Globig'schen roten Kartoffel-bacillus*) übertroffen.

Von den pathogenen Mikroben ist der Milzbrand-bacillus ein ausserordentlich widerstandsfähiges Gebilde; und noch mehr als der Bacillus selbst ist es seine Spore; es besitzen nämlich — abgesehen davon, dass durch verschiedene Ursachen die Kraft der Mikroorganismen gegen deletäre Einflüsse erhöht oder vermindert wird — manche Mikroben in der sogenannten Spore eine Fruchtform, in welcher sie noch um sehr vieles weniger als sonst angreifbar sind.

Will man nun ein Urtheil darüber gewinnen, welche Prozeduren ausreichen, um auf mit Wunden in Berührung kommenden Medien alle schädlichen Mikroorganismen zu vernichten, so thut man gut, sich als Prüfungsobject an das widerstandfähigste aller für den Menschen pathogenen Gebilde zu halten; und das wäre die Spore des Milzbrand-bacillus.

In der That gilt die Vernichtung der Milzbrandsporen als eine Art Attest für eine Sterilisationsmethode.

---

*) Ztschrft. f. Hygiene. Bd. 3. 1887.

Dieser Prüfstein kann als ein ausreichender betrachtet werden, obgleich das allerdings wohl nur theoretische Bedenken nicht unausgesprochen bleiben kann, dass unsere Kenntnisse der Wundinfectionserreger — wie oben ausgeführt worden ist, — bislang keineswegs so erschöpfende sind, um noch resistentere pathogene Gebilde, als die Milzbrandsporen es sind, mit voller Gewissheit auszuschliessen. —

Ich habe geglaubt, im Vorangegangenen den Grad von Festigkeit, welchen das bakteriologische Gebäude in seinem die Chirurgie betreffenden Theile besitzt, etwas ausführlicher schildern zu müssen.

Ein Jeder wird erkannt haben, dass, wenn auch manche Bausteine noch fehlen, und manches noch nicht mit der Sicherheit, die vielfach beliebt wird, ausgesprochen werden darf, — dennoch genügend vollwichtige Ursachen vorhanden sind, um die in die Wundprophylaxe eingeführte Sterilisation zu begründen.

Von einer eingehenden Darstellung der chirurgischen Bakteriologie sehe ich ab; dieselbe gehört, wie mir scheint, nicht hierher; es sollten bloss die allgemeinen Gesichtspunkte gestreift werden, von denen aus sich der Blick auf den Werth der heutigen Wundprophylaxe eröffnet.

Ueber die Möglichkeit anderer als bakterieller Infectionen.

Es bezieht sich also die Sterilisirung auf die Abtödtung der pathogenen Mikroorganismen in all ihren Lebeformen.

Nun aber wäre es falsch — und ich komme hiermit auf einen ganz ausserordentlich wichtigen Punkt — zu glauben, dass die Vernichtung der Bakterien an den mit der Wunde in Berührung kommenden Medien bereits Alles, was verlangt werden muss, darstellt.

Zunächst ist zu bemerken, dass bisher nicht bei jeder sich an Operationen und Verletzungen anschliessenden

Krankheit Mikroorganismen konstatirt worden sind. Es giebt z. B. fondroyant zum Tode führende, nach Operationen aller Art, besonders aber nach Bauchoperationen entstehende Affectionen, bei denen vergeblich nach Mikroben gesucht worden ist. Ich spreche nicht etwa von Shock und von shock-ähnlichen Erscheinungen, sondern ich meine Erkrankungen, die doch in ihren klinischen Merkmalen durchaus an Wundinfectionen erinnern und die sicher als solche aufzufassen sind. Kann es zwar nicht für ausgeschlossen gelten, dass verfeinerte Technik und weitere Untersuchung auch bei diesen Infectionsformen Bakterien zu Tage fördern wird, so ist doch bislang das Ergebniss ein negatives gewesen.

Für alle Fälle muss die Möglichkeit betont werden, dass irgend welche Fermente giftigster Art, ursprünglich von Bakterien herstammend — oder auch solche ganz unbekannter Natur und ganz ohne Zusammenhang mit Mikroorganismen — in die Wunde implantirt werden.

Da nun solche Fermente sehr wohl allen den Koch- und Hitzeprozeduren, durch welche wir uns gegen Bakterieninvasion schützen, widerstehen können (schon das von Panum, einem der ersten Untersucher der Fäulnissprodukte im Jahre 1863 hergestellte putride Gift war ein in seiner Wirkung auf den thierischen Organismus ganz ausserordentlich giftiger Körper, der aber weder durch Kochen noch durch Eindampfen zu zerstören war*) — so geht aus solchen Betrachtungen hervor, dass mit den stärksten gegen die Bakterieninvasion angewandten Mitteln doch eben noch nicht Alles gethan ist. — Uebrigens liesse sich auch ganz gut denken, dass durch Zufall einmal rein anorganische starke Gifte, die ebenfalls der Zerstörung durch Hitze gewöhnlich nicht unterworfen sind, in die Wunde gelangen; und so muss also die Herein-

---

*) Panum, das putride Gift, die Bakterien, die putride Infection und die Septikämie. Virch. Arch. 60. Bd. 1874.

bringung alles nicht in die Wunde Gehörenden auf das exakteste vermieden werden. Mit anderen Worten: Was immer im Laufe der Operation zur Verwendung kommt, Hände, Instrumente, Nahtmaterial etc. ist zunächst, ganz abgesehen von den Sterilisationsprozeduren, mechanisch auf das Gründlichste zu reinigen.

Ich habe gesehen, dass Collegen blutige rostige Instrumente, so wie dieselben eben waren, also ohne sie mechanisch gesäubert zu haben, eine halbe Stunde lang auskochten, um sie alsdann von Neuem anzuwenden; und ich habe den Betreffenden nicht klar machen können, dass durch das Kochen doch keineswegs Alles unschädlich gemacht wird.

Ich glaube, der Umstand, dass wir Wunden auch gegen Vergiftungen, die keine bakteriellen zu sein brauchen, schützen müssen, wird im Allgemeinen nicht genügend hervorgehoben: bei dem vorwiegenden Interesse, das den bakteriellen Verhältnissen heute entgegengebracht wird, darf doch nicht vergessen werden, dass die so leicht resorbirende Wundfläche unter Umständen Giften jeder möglichen Art den Zutritt öffnet. — —

Dies vorausgeschickt, — werden wir uns nunmehr mit den speziell gegen die Bakterien gerichteten Vorsichtsmassregeln zu beschäftigen haben.

Auch diese Bakterien sind zweifelsohne als eine Verunreinigung aufzufassen, — und die logische Schlussfolgerung dieses Satzes ist, dass auch gegen Mikroorganismen Reinlichkeit in erster Linie von Nutzen ist. Das mag trivial klingen, es ist aber die Wahrheit. Das zweite Mittel gegen die Bakterien ist die Anwendung hoher Hitzegrade. Säubern und abkochen in Wasser ist nun schon seit langen Zeiten zur Reinigung vieler Gebrauchsgegenstände und besonders der Wäschestücke in Anwendung gewesen; auf eben dasselbe kommen aber die sichersten Sterilisationsverfahren hinaus, — ein Beweis für die alte Wahrheit, dass in der

Praxis des Lebens vielfach Prozeduren angewandt werden, denen viel später und gelegentlich einmal die Theorie einen tiefen Sinn zuerkennt. — —

Auf welchem Wege geschieht nun die Bakterien-Infection der Wunden?

Lister hielt für den Hauptvermittler die atmosphärische Luft; er hatte indessen schon Lehren angegeben, die besser als seine Theorie waren, insofern die von ihm angewandten Vorsichtsmassregeln, wie ich im 2. Capitel auseinandergesetzt habe, ganz wesentlich zur Reinigung beitrugen der festen und tropfbar-flüssigen Medien, von welchen letzteren wir heute wissen, dass sie um vieles mehr als die atmosphärische Luft geeignet sind, Bakterien zu übertragen.

Durch solche Medien vermittelte Infection nennt man, wie bekannt (im Gegensatze zur Luftinfection): Contactinfection, ein nicht gerade sehr gut gewähltes Wort, insofern die Luft, soweit man sich vorstellt, dass sie zur Uebertragung einer Ansteckung mitwirken kann, dies doch jedenfalls auch durch ihre Berührung thut.

Die Massregeln zur Vermeidung sowohl der Luft- wie der Contactinfection zu schildern, wird die Aufgabe der folgenden Capitel sein.

CAPITEL IV.

Luft- und Contactinfection.

Die Rolle der Luftinfection.

Wir stellen nun heute die Luftinfection in Gegensatz zur Contactinfection, und wissen, dass die erstere für die bakterielle Uebertragung eine nur geringe oder nach Ansicht der Meisten gar keine Bedeutung hat. —

Es kam zunächst darauf an, zu untersuchen, ob und unter welchen Umständen sich Keime in der Luft vorfinden, und welcher Art dieselben sind.

Diesbezügliche Untersuchungen sind seit Entwicklung der Bakteriologie eine grosse Zahl gemacht worden, und man kann wohl sagen, dass das Thema erschöpfend durchgearbeitet worden ist.

Nur in Ausnahmefällen ist die Luft keimfrei oder so gut wie keimfrei gefunden worden, auf Gebirgsgipfeln, auf hoher See. Die Luft indessen, die uns und das organische Leben für gewöhnlich eng umgiebt, hat sich stets reich an Keimen der verschiedensten Arten erwiesen. Aber diese Keime entstammen nicht der Luft als solcher, sondern sie werden immer nur aus der Umgebung in die Luft entführt. Und zwar weist alles darauf hin, dass die in der Luft jederzeit stattfindenden Windströmungen es sind, die aus der organischen, in ewigem Werden und Vergehen befindlichen Materie Keime in die Luft entführen.

Hierin liegt schon ein wichtiger Fingerzeig dafür, wie
wir mit der Luft umzugehen haben, um sie der für die
Wunden supponirten Gefahren zu entkleiden. Je mehr
wir für Ruhe in der Atmosphäre sorgen, desto geringer
wird die Anzahl der in sie hineingebrachten Keime sein,
und desto mehr werden die schon vorher in ihr suspen-
dirten Mikroorganismen Gelegenheit haben, sich „zu
setzen".

Dies Verhältniss hat sich in der That bei Untersuchungen auch ganz konstant immer wieder nachweisen
lassen: die Anzahl der Keime in der Luft wird um ein
ganz bedeutendes vermehrt, sobald Zug entsteht und Staub
aufgewirbelt wird, und sie verringert sich allmählich immer
mehr, sobald alle Luftströmungen, so sehr wie irgend möglich, ausgeschlossen werden.

Es kommt darauf an, bei Gelegenheit von Operationen
aus diesen Thatsachen die entsprechenden Lehren zu
ziehen. Jede Zugluft im Zimmer während eines
chirurgischen Eingriffes ist zu vermeiden; Staub
soll durch Kleider oder dergleichen unter keinen
Umständen aufgewirbelt werden; die nöthigen
Reinigungsprozeduren, die unumgänglich mit
einer Erregung der Luft verbunden sind, sollen,
falls sie überhaupt vorgenommen werden, jedenfalls $1/_2$ bis 1 Tag vorher stattfinden, d. h. so
lange vorher, dass die aufgewirbelten Keime bis zur
Operation wieder Zeit genug gefunden haben, sich auf
Wänden und Boden abzusetzen. Was an Reinigungsprozeduren in einem solchen Raume aber überhaupt für nöthig erachtet wird, soll in der Form
der nassen Reinigung stattfinden. Befeuchtung
wirkt der Zerstäubung und damit der Entsendung von
Keimen in die Luft entgegen; trockenes Abreiben und
Bürsten ist sehr viel mehr als nasse Säuberungsprozeduren
dazu angethan, Bakterien der Luft mitzutheilen.

Das sind ungefähr die Gesichtspunkte, die bei der
Behandlung der Luft in Frage kommen. So geringfügig

diese Massregeln erscheinen mögen, so genügen sie doch
in Anbetracht des Umstandes, dass die Anzahl der in
der Atmosphäre zur Beobachtung kommenden Mikroorganismen überhaupt verschwindend klein im Verhältniss
zu den in gleichen Theilen inficirter Flüssigkeit oder inficirter fester Medien vorhandenen Keimen ist. Diese
übertreffen jene millionenfach und noch mehr.

Zu alle dem gesellt sich noch ein anderer für die
Verhältnisse der Luft als sehr günstig anzusehender Umstand. Es sind nämlich gerade die pathogenen Keime,
welche in der Luft nur in sehr geringer Anzahl, eigentlich nur unter Ausnahmeverhältnissen, angetroffen werden,
und es ist Grund für die Annahme vorhanden, dass
speziell diese Organismen in der Atmosphäre ganz besonders schnell zu Grunde gehen. — —

Bislang ist es eine offene Frage, ob eine Infection
von Wunden durch die atmosphärische Luft überhaupt
möglich ist. Sehr gute Resultate von Chirurgen, die
den Verhältnissen der Luft gar keine Rechnung tragen,
scheinen für die Verneinung dieser Möglichkeit zu
sprechen.

Trotzdem wird man, wenn man wirklich vorsichtig die
Frage ventilirt, doch zugeben müssen, dass, mögen auch
für kleinere Operationen die Beziehungen zur Luft nicht
in Betracht kommen, dieses Verhältniss sich doch unter
gewissen Umständen anders gestalten kann. Setzt man
z. B. während längerer Zeit, womöglich während mehrerer
Stunden die eröffnete Bauchhöhle, welche ja einer Infection so sehr ausgedehnte Flächen bietet, der Luft aus,
so ist es gewiss nicht gleichgültig, wenn bei mangelhafter
Vorsicht Staubpartikel durch Luftzug in die geöffnete Höhle
hineingebracht werden.

Andererseits aber muss es ebenso als feststehend erachtet werden, dass bei strikter Beobachtung der oben
angegebenen Cautelen, also bei Sorge für Ruhe in der
Luft vor und während einer Operation, selbst die grössten

Eingriffe ohne die Gefahr der Luftinfection vorgenommen werden können.

Es ist bisher nicht der Beweis dafür erbracht worden, dass es nöthig ist, noch weitere Vorsichtsmassregeln, etwa ein Filtriren der in das Operationszimmer hineinströmenden Luft, anzuwenden. Wenn es irgend geht, suche man Räume mit guter Luft statt solcher mit schlechter zum Operiren aus; aber das ist beinahe zu selbstverständlich, um der Erwähnung zu bedürfen. Dass, falls man etwa noch besondere Cautelen hinzuzufügen wünscht, man sich solche mit Sinn und Verstand heraussuche, braucht ebenfalls kaum bemerkt zu werden; jedenfalls stellt der für die Reinigung der Luft bestimmte Lister'sche Spray (der nichts weiter thut, als dass er beständig neue Luftmengen, und mit denselben auch etwaige Keime, auf die Wundfläche niederschlägt) eine solche gute Massregel nicht dar, wie aus dem vorher Besprochenen leicht ersichtlich ist.

Die Contactinfection.
Allgemeines über die Prophylaxe gegen dieselbe.

Hat die Bakteriologie dem Vorangegangenen zufolge also die Bedeutung der Luftinfection auf ein Minimum reducirt, so hat sie andererseits uns erst die Wichtigkeit der tropfbar flüssigen und soliden Medien als Infectionsvermittler kennen gelehrt.

In Flüssigkeiten sowohl als an festen Gegenständen haften also die Mikroorganismen; hier finden sie im Allgemeinen die Bedingungen der Fortentwicklung, und von hier aus können sie bei der ersten Gelegenheit in Wunden verschleppt werden.

Es ist klar, dass nicht alle Gegenstände, wie sie nicht in gleichem Grade günstige Verhältnisse für den Aufenthalt von Bakterien bieten, so auch nicht in gleichem Grade stark von Bakterien besetzt sein werden. In praxi indessen thut man gut, jedwedes Object, dessen Bakterienfreiheit nicht nachgewiesen ist, als inficirt zu betrachten.

Für den Chirurgen wird es sich demzufolge darum handeln, einen jeden Gegenstand, den er nothgedrungen mit einer Wunde in Berührung bringen muss, vorher einer Prozedur zu unterwerfen, welche erfahrungsgemäss die Garantie bietet, dass nach Vornahme derselben alle Mikroorganismen getödtet sind.

In Capitel II habe ich dargestellt, dass schon seit Altes her vielfach Verfahren in Anwendung waren, die — allerdings unvollkommen und ohne dass diese Intention damit verbunden war — solchen Zwecken gedient haben. Die wirklich zielbewusste Absicht, Mikroorganismen, denen die Rolle der Infection zugeschrieben wurde, zu vernichten, stammt erst von Lister.

Es ist bekannt, dass durch Lister eingeführt und in einem langen Zeitraum nachher fortentwickelt, chemische Verfahren es waren, welche zum Zwecke der Desinfection angewandt wurden.

Die Carbolsäure, von Lister zwar nicht zuerst angegeben, aber doch warm von ihm empfohlen, herrschte eine Zeit lang allein. Ihre ganz ausserordentlich stark desinficirende Wirkung — sie ist auch heute, nach der Erfindung einer schier endlosen Reihe von anderen antiseptisch wirkenden Chemikalien, noch immer fast das mächtigste der bekannten Antiseptica — brachte es zu Wege, dass verseuchte Hospitäler, die selten einen Operirten genesen sahen, sich in Orte umwandelten, in welchen Operationen wieder mit gutem Gewissen vorgenommen werden konnten.

Aber man musste bald die Erfahrung machen, dass den nützlichen Eigenschaften der Carbolsäure auch schädliche gegenüberstanden. Im Wesentlichen war es die Giftigkeit dieser Säure, die den Wunsch eingab, weniger toxische Mittel mit ebenso guten Eigenschaften sich zugänglich zu machen — einen Wunsch, den man um so lebhafter empfand, als bei allen damaligen Verfahren sehr grosse Portionen der Lösungen in die Wunde hincingebracht wurden, die Möglichkeit einer Vergiftung also ganz ausserordentlich nahe gerückt war.

Es wurden denn auch weniger toxische Antiseptica erfunden; indessen konnte man sich bald nicht verhehlen, dass mit der geringeren Gefährlichkeit eines Mittels auch seine baktericiden Eigenschaften weniger ausgesprochen waren. Trotz alledem hoffte man aber immer noch zu einem idealen, d. h. wirksamen und zugleich nicht giftigen Antisepticum zu gelangen. — Dies Suchen und Nicht-finden führte zum Bekanntwerden einer langen Reihe von chemischen Desinficientien, die in rascher Folge, jedes immer von Neuem, vom Erfinder angepriesen wurden. Wer gute Erfolge mit seiner bisherigen Praxis hatte, that noch am besten, das einmal ausgebildete Verfahren beim Erscheinen eines neuen Mittels nicht um dessentwillen aufzugeben, sondern ruhig den alten Weg weiter zu wandeln; wer keine guten Erfolge aufweisen konnte, haschte nach dem Neuerfundenen, musste dann allerdings bald die Erfahrung machen, dass auch das neue Mittel nichts zu ändern vermochte, und dass Misserfolge doch wohl mehr auf die Hantirungen des Operateurs und ähnliche Bedingungen als auf das Antisepticum zu be-ziehen waren.

Es ist überflüssig, alle die Mittel auch nur zu er-wähnen, die diese Periode gezeitigt hat. Das Ideal eines wirksamen aber nicht giftigen Antisepticums konnte nicht erfunden werden, denn jedes den so sehr resistenten Zellenleib eines Bakterium ertödtende Mittel musste auch mit üblen Eigenschaften für die Zellen, aus denen sich unser Körper aufbaut, ausgestattet sein.

Nur wenige der damals bekannt gewordenen Mittel spielen heute noch in der eigentlichen Wundbehandlung eine Rolle; wir werden sie später kennen zu lernen noch Gelegenheit haben, vor allen das Jodoform, dessen ganz besondere Eigenschaften sich uns auch jetzt noch als im höchsten Grade nützlich erweisen; ferner das von Koch eingeführte Sublimat, welches an antibakterieller Wirksamkeit allerdings alle anderen bei weitem übertrifft.

Im Wesentlichen ist aber das Zeitalter des Gebrauches der chemischen Desinficientien in der Chirurgie vorüber. Wer heute noch über dieselben viel discutirt oder gar nach neuen Wundwässern immer noch sucht, der zeigt damit allerdings, dass die Fortschritte unserer Wissenschaft an ihm spurlos vorübergegangen sind.

Die chemischen Mittel sind verdrängt worden dadurch, dass wir stärker wirkende und zu gleicher Zeit in ihrer Anwendung nicht mit Gefahren für den Menschen verbundene Methoden kennen gelernt haben.

Diese Methoden sind physikalischer Natur.

Ihre Ausbildung, wenn auch nicht ihre erste Erfindung, ist auf Robert Koch zurückzuführen. Sie arbeiten im Wesentlichen mit der Anwendung hoher Temperaturen — in verschiedener Form, worauf wir gleich näher einzugehen haben werden.

Wie sehr diese Methoden den chemischen Desinficientien überlegen sind, ist oft geprüft und immer wieder mit derselben Gleichmässigkeit konstatirt worden. Hier nur einige wenige Daten: Während die stärkstanwendbaren Sublimatlösungen Milzbrandsporen erst nach 24 Stunden oder noch viel später zu tödten im Stande sind, wird derselbe Effect im kochenden Wasser mit absoluter Gewissheit in 2—3 Minuten erreicht; während selbst eine Viertelstunde nicht genügt, um mit Sicherheit Staphylococcus pyogenes in einer 1 pro m. Sublimatlösung zu vernichten, ist dieser, wie überhaupt die Mehrzahl aller Coccen und Bacillen nach 1—3 Secunden Aufenthaltes in kochendem Wasser bereits abgestorben.

Es hat relativ lange gedauert, bis diese so sehr grosse Ueberlegenheit der physikalischen Methoden den chemischen gegenüber in vollem Umfange anerkannt worden ist. Der Umgang mit Carbol, Salicyl, Sublimat war bereits ein seit langem eingebürgerter, als die physikalischen

Methoden bekannt wurden; aber ausserdem waren noch, selbst als man schon anfing, die chemischen Desinficientien genau auf ihre Wirksamkeit hin zu prüfen, Fehler in der Anordnung der Experimente Schuld daran, dass den chemischen Mitteln eine grössere Wirksamkeit, als ihnen in Wirklichkeit eigen ist, zuerkannt wurde. Legte man einen mit Bakterienkulturen imprägnirten Faden in eine Sublimatlösung und entfernte ihn nach einem gewissen Zeitraum wieder aus derselben, um zu prüfen, wie stark der Effect des Sublimats innerhalb dieser Zeit gewesen wäre, so wirkten — auf welchen Umstand man erst später aufmerksam wurde — mitgenommene Theile der Sublimat-lösung stets noch nach; und man erhielt auf solche Weise als Resultat eine zu kräftige Wirkung des Sublimats. Diesen Fehler zu compensiren, versuchte man auf verschiedene Art; Geppert hat indessen erst gezeigt, dass das chemische Mittel, um alle Spuren desselben zu beseitigen, auch chemisch ausgefällt werden müsse. Erst allmählich er-kannte man also, in wie hohem Grade die bisher für die Energie der chemischen Antiseptica bekannten Resultate zu günstig ausgefallen waren.

Aber noch aus anderen Gründen hatte man den Werth der chemischen Antiseptica überschätzt. Man hatte sie im Allgemeinen in einer gewissen Anordnung ausserhalb des menschlichen Organismus geprüft und hatte stillschweigend angenommen, dass sie stets in derselben Weise, und besonders, auch auf Wunden gebracht, ebenso zu wirken im Stande sein würden. Genaueres Studium indessen lehrte, dass dem keineswegs so war: schon ausser-halb des Thierkörpers konnte die Prüfung einer be-stimmten Verwendung gar nicht mehr massgebend sein für eine zweite: Die Möglichkeit des Ueberganges in ganz andere und vielleicht unwirksame Verbindungen hätte für jeden einzelnen Fall ganz speziell unter-sucht werden müssen. Vollends aber erst innerhalb des Thierkörpers bilden die meisten Chemikalien mit den Eiweisskörpern des menschlichen Organismus zusammengebracht, gewöhnlich unlösbare Salze, jedenfalls aber gehen sie Veränderungen ein, die eine weitere gleichmässige Wirksamkeit derselben absolut nicht mehr zulassen.

So war es denn die überlegene Kraft der physikalischen Erhitzungsmethode, welche die Anwendung der chemischen Mittel allmählich immer mehr in den Hintergrund drängte.

Zu gleicher Zeit aber, mit der Ausbildung der physikalischen Sterilisation, wurde man immer wieder von Neuem darauf aufmerksam, welchen immensen Werth für jede Art der Befreiung eines Objectes von Mikroorganismen die mechanische Säuberung hat. Sie ist unter allen Umständen der erste Akt jeder Sterilisationsprozedur. So lange die Bakterien, in Schmutz und Fett eingebettet, den Gegenständen anhaften — war die chemische Methode fast absolut unwirksam — aber auch die so sehr überlegenen physikalischen Methoden stossen ohne vorherige mechanische Reinigung des Objectes auf kaum zu überwindende Widerstände.

Die physikalischen Sterilisationsmethoden, die, wie schon erwähnt, Erhitzungsprozeduren darstellen, sind verschiedener Art: Die Natur des zu desinficirenden Gegenstandes muss in erster Linie die spezielle Methode bestimmen.

Eine absolute Einigkeit über das zweckentsprechendste Verfahren der Wärme-Sterilisation ist bisher nicht erreicht worden.

Ich werde im folgenden Capitel zur Orientirung zunächst einige Grundzüge dieses Themas besprechen.

Die physikalischen Sterilisations-Methoden.

Allgemeines.

Wie alle Organismen gehen auch die Bakterien zu Grunde, sobald die Temperatur nach oben oder nach unten hin gewisse Grade überschreitet. Diese Maxima und Minima sind für die einzelnen Arten der Spaltpilze ganz verschieden.

In Bezug auf die hier vorliegenden Verhältnisse kommt praktisch in Betracht nur die Kenntniss der oberen Temperaturgrenze; denn nur der Erhitzung bedienen wir uns, um die Mikroorganismen zu vertilgen.

Eine solche Erhitzung nun leistet das, was wir verlangen müssen, erst dann, wenn durch sie die resistentesten der für den Menschen als pathogen erkannten Gebilde unschädlich gemacht werden. Es ist schon oben auseinandergesetzt worden, dass wir demzufolge im Allgemeinen eine Sterilisationsmethode für leistungsfähig ansehen, wenn durch sie in kurzer Zeit die Sporen des Milzbrandbacillus getödtet werden.

Die Hitze lässt nun mannigfache Anwendungsformen zu. Praktische Bedeutung haben natürlich nur diejenigen Methoden gewonnen, die unter relativ einfachen Verhältnissen durchführbar sind. Und um so weniger lag das Bedürfniss nach den mit mehr Umständen verknüpften

Verfahren vor, als die ganz simplen Methoden zu den
allerwirksamsten gehören.

Dementsprechend wollen wir uns hier in unserer Darstellung beschränken auf die erhitzte atmosphärische Luft,
auf das kochende Wasser und den Wasserdampf, letzteren
unter verschiedenen, später zu besprechenden Modi-
ficationen.

1. Heissluftsterilisation.

Das nächstliegende und auch zuerst Versuchte war,
von der Erhitzung der Luft Gebrauch zu machen, d. h.
die zu sterilisirenden Gegenstände von der gewöhnlichen
atmosphärischen Luft umgeben, auf hohe Temperaturgrade
zu bringen.

Nachdem diese Methode Anfangs während geraumer
Zeit, auch im Grossen zum Zwecke der Desinfection von
Kleidern, Betten etc., in Anwendung gewesen war, musste
man sich davon überzeugen, dass die Heissluftsterilisation
doch nicht allen Ansprüchen zu genügen im Stande war.

Zunächst waren mit dieser Methode Uebelstände verbunden, denen nur mittels complicirter Vorrichtungen oder
auch gar nicht abzuhelfen war. So gab die constante Erhaltung eines hohen Temperaturgrades der Luft zu Schwierigkeiten Veranlassung. Diese letzteren sind zwar von Braatz
bei der Heissluftsterilisirung des Catguts in neuester Zeit
überwunden worden, doch nur unter Zuhülfenahme eines
nicht mehr ganz einfachen Apparates.

Einen schweren Vorwurf bildet für diese Art der Sterilisation der Umstand, dass in grössere Ballen, aber auch
schon in zusammengelegte Gazestücke (Tupfer), die heisse
Luft nur langsam eindringt, und dass von vornherein sich
kaum übersehen lässt, welche Zeit bis zur totalen Durchdringung eines Objectes im gegebenen Falle nöthig sein
werde.

Ganz besonders schlimm aber wurde der Uebelstand
empfunden, dass bei den hohen Temperaturen, die, wie
wir gleich sehen werden, bei der Heissluftsterilisation

angewandt werden mussten, die meisten Gegenstände
Schaden nehmen, zum Theil in so beträchtlichem Grade,
dass ein fernerer Gebrauch geradezu ausgeschlossen war.
Das Alles sind schon Misslichkeiten genug, um von
der Heissluftsterilisation abzusehen. Immerhin hätte es
sich um Dinge gehandelt, die zu überwinden doch im
Bereiche der Möglichkeit gelegen hätte, wenn sonst sehr
Vieles immer wieder für die Anwendung der Methode
gesprochen hätte. Dem ist aber keineswegs so. Es hat
sich schliesslich gezeigt, dass die erhitzte Luft in ihrer
Wirkung weit hinter der des heissen Wassers und des
Wasserdampfes zurückbleibt. Muss man, um z. B. die
Sporen des Milzbrandbacillus mittels heisser Luft abzu-
tödten, bis zu 140⁰ C. steigen und diese hohe Temperatur während dreier Stunden erhalten, so werden wir
gleich sehen, dass kochendes Wasser und Wasserdampf
bei viel niederer Temperatur, in einer erstaunlich viel geringeren Zeit dieselben Leistungen vollbringen.

So können wir denn, obschon der heissen Luft eine
ganz bedeutende Superiorität gegenüber den stärksten
chemischen Antisepticis zu vindiciren ist,*) nicht umhin,
ihr gegenüber wiederum die Vorzüge der anderen gleich zu
besprechenden physikalischen Methoden anzuerkennen. —

Es wird denn auch von der heissen Luft relativ wenig
Gebrauch mehr gemacht.**) Wenn aber selbst in ganz
grossen und ersten Kliniken es für genügend erachtet
wird, dass zum Zwecke der Sterilisation der Gaze,
Tupfer etc. eine auf 120⁰ C. erhitzte Luft während einer
halben Stunde einwirkt, so stimmt das eben nicht
ganz mit den Forderungen überein, die an eine unter

---

*) Starke Sublimatlösungen brauchen zur Vernichtung von
Milzbrandsporen im Allgemeinen 24 Stunden; aber selbst dann ist
unter gewissen Umständen diese Wirkung eine unsichere.

**) Auf unter gewissen Ausnahmeverhältnissen zu machende
Anwendungen der Heissluftsterilisation komme ich im nächsten
Capitel zurück.

allen Umständen brauchbare Methode gestellt werden müssen. — —

Es liegt nahe, nach einer Erklärung für dieses auffallende Verhältniss — nämlich die dem heissen Wasser gegenüber so sehr viel geringere Wirkung der heissen Luft — zu forschen. Diese Erklärung ist jedenfalls zu suchen in der bei den tropfbar flüssigen Medien und speziell beim Wasser um ein bedeutendes mehr ausgesprochenen Fähigkeit, etwaige Umgebungen der Bakterien zu lösen oder wenigstens zu erweichen; dann aber die stets den Mikroorganismen anhängenden Luftschichten zu penetriren und so bis zu dem Bakterienleib, der nunmehr direkt von der Hitze angegriffen werden kann, vorzudringen.

Wahrscheinlich liegen übrigens die letzten Gründe für die geringere Kraft der heissen Luft in den Verhältnissen des Bakterienprotoplasma selbst. Es scheint, dass die das Absterben der Spaltpilze darstellenden Vorgänge sich unter der Einwirkung hoher Temperaturen um sehr Vieles leichter entwickeln, so lange das Protoplasma in feuchtem Zustande sich befindet. Jedenfalls müssen beide Umstände — die schwere Durchdringbarkeit der luftförmigen Hüllen der Mikroorganismen und die eigenthümlichen Lebensbedingungen des Bakterienproteïn selbst — herangezogen werden, um die relativ geringe Wirkung der Heissluftsterilisation zu erklären.

2. Sterilisation durch kochendes Wasser.

Welches aber auch die Gründe für die Mangelhaftigkeit der Heissluftsterilisation sein mögen, die Praxis hat bereits lange zu Gunsten der feuchten Verfahren entschieden.

Obenan — seiner Einfachheit und zu gleicher Zeit seiner grossen Wirkungsfähigkeit halber — steht hier das warme, speziell das kochende Wasser. Alle Vorzüge, die wir soeben den feuchten Prozeduren vindicirt haben, gelten für dasselbe im vollsten Masse. Da die meisten

Fehlerquellen bei den anderen Desinfectionsverfahren gerade darin zu suchen sind, dass unter gewissen Umständen der Durchdringung der Objecte sich Schwierigkeiten entgegenstellen, und da, wie gesagt, diese Fehlerquellen beim heissen Wasser so gut wie ausgeschlossen sind, so ist eben hierdurch der ungeheure Werth der Heisswassersterilisation begründet. Die Wirkung des heissen Wassers reicht ohne Weiteres bis in den Mittelpunkt eines zusammengelegten Ballens, sie reicht aber auch im mikroskopischen Sinne vermöge der Auflösungskraft des Wassers bis in das Innere der Bakterien selbst hinein.

Diese schon an und für sich so sehr ausgesprochene Durchdringungs- und Auflösungsfähigkeit des kochenden Wassers ist noch erhöht worden durch den von Schimmelbusch eingeführten Zusatz eines alkalisch reagirenden Mittels, nämlich der Soda. Wir wissen, dass durch die Wirkung der Alkalien Fette und Verunreinigungen aller Art gelöst werden. Es stellt demzufolge das Kochen in mit Soda versetztem Wasser eine ganz ausserordentlich wirksame Reinigungsprozedur dar, und man kann leicht erkennen, wie hierbei Reinigung und Sterilisation Hand in Hand gehen.

Obwohl schon Temperaturgrade von 90° und 80° C., ja von 70° und 60° mächtige Effecte aufzuweisen haben, so bedienen wir uns doch, der ungleich höheren und sicheren Wirkung halber des kochenden, d. h. des bis auf 100° C. erhitzten Wassers. Wenige Secunden des Aufenthaltes darin genügen, um die grosse Mehrzahl aller vegetativen Formen von Mikroorganismen zu vernichten; nach 5—10 Minuten sind selbst die dauerhaftesten pathogenen Mikroben untergegangen, so dass hiermit eigentlich alles für die Praxis in Betracht Kommende bereits geleistet ist. Während eines längeren Zeitraumes ertragen aber auch die widerstandsfähigsten unter sämmtlichen uns überhaupt bekannten Mikroben (die, wie schon bemerkt, nicht zu den pathogenen gehören), den Aufenthalt im kochenden Wasser nicht.

Die Methode bietet also an Leistungsfähigkeit Alles, was wir billiger Weise verlangen können; sie ist ferner ohne grössere Vorrichtungen, ja unter den einfachsten Verhältnissen durchführbar; und schliesslich sind Fehlerquellen, die der Heissluft-Desinfection in so hohem Masse anhängen, für die Sterilisation in kochendem Wasser kaum vorhanden.

Der einzige Punkt, auf den zu achten wäre, ist der, dass das Wasser wirklich in allen seinen Theilen die Siedetemperatur zeigt. Das wird am besten und ehesten erreicht, wenn man das zur Verwendung kommende Gefäss mit einem Deckel, der aber selbstverständlich nicht luftdicht schliessen darf, versieht. Der Grund, weswegen hierauf Acht gegeben werden muss, liegt darin, dass, falls das kochende Wasser an einer weiten unbedeckten Oberfläche mit der freien Luft in Berührung kommt, sich die oberen Schichten desselben beständig abkühlen, und es auf diese Weise nicht zu einer überall und gleichmässig vorhandenen Temperatur von 100⁰ C. kommen kann. — Wissen muss man auch, dass leichtes Zischen im erhitzten Wasser noch nicht die Siedetemperatur anzeigt, sondern dass diese letztere erst bei starkem, grossblasigem Bullern erreicht ist. Es muss also — und das ist ja ganz selbstverständlich — eine Feuerung vorhanden sein, die dieses wirkliche Kochen zu Stande bringt.

Hiermit ist aber schon Alles gesagt, was an Cautelen bei der Anwendung des kochenden Wassers zu beobachten wäre. Es handelt sich, wie man sieht, um ein wirklich sehr leicht und mit den primitivsten Hülfsmitteln durchzuführendes Verfahren, so dass uns eigentlich Alles — diese Einfachheit der Methode nicht minder als ihre überaus grosse, kaum irgendwie zu übertreffende Wirksamkeit — also Alles darauf hinweist, uns des Verfahrens für chirurgische Zwecke zu bedienen.

Dasselbe ist brauchbar zur Sterilisirung sämmtlicher

für die Wundbehandlung nothwendigen Objecte — mit Ausnahme des Catguts und der Schwämme, die beide durch Kochen verderben. Das sind aber zwei entbehrliche, durch Seide und Gazetupfer ersetzbare Materialien.

Von Catgut und Schwämmen also abgesehen, können wir Alles, die Instrumente, die Gaze, die Seide oder den Zwirn, die Drains, ferner Handtücher, Compressen etc., die man etwa zum Abschluss des Operationsterrains benutzen will, kochen. 5, höchstens 10 Minuten (natürlich wirklichen Kochens; die Zeit, bis die Temperatur von 100⁰ erreicht worden ist, darf nicht mitgezählt werden) genügen, um eine für unsere Zwecke absolut sichere Sterilisation herbeizuführen. Vorausgesetzt, dass man über eine Anzahl von Kochtöpfen und Schüsseln, sowie über einen Küchenherd — dieser wird, falls man nicht besondere, eigens zu dem Zwecke eingerichtete Kochgelegenheiten anwenden kann, immer der beste Heizkörper sein — also vorausgesetzt, dass man über Töpfe, Schüsseln und einen Kochherd verfügen kann, so kommt dann, um vollkommen für eine Operation vorbereitet zu sein, bloss noch die Sorge für die Reinigung der Hände und des Operationsfeldes hinzu, und hierzu genügen auch Bürste, warmes Wasser, Rasirmesser, Terpentin oder Aether.

Wäscht man nun die Töpfe und Schüsseln mit Soda, Seife, Bürste und warmem Wasser vorher tüchtig und ohne Zeit zu sparen, achtet man auf die paar bei der Anwendung des kochenden Wassers als Sterilisationsmittel nöthigen Vorsichtsmassregeln, so sichert man sich eine vorzügliche Prophylaxe. Ich habe in Capitel I. darauf hingewiesen, dass, um Operationen zu verrichten, noch Anderes als Wundprophylaxe nothwendig ist, und Niemand möge sich verleiten lassen dadurch, dass selbst eine ideal sichere Prophylaxe so leicht herzustellen ist, nun auch zu operiren — aber wahr bleibt es trotzdem, dass die mit den ganz einfachen, eben geschilderten Massregeln erreichbare Sterilisirung hinter keiner anderen zurücksteht. Der Vorwurf, der etwa dieser Art die Gaze zu sterilisiren und nass in Gebrauch zu nehmen, gemacht werden könnte, dass nämlich nasse Gaze als Verbandstoff da gebraucht wird, wo nach unseren heutigen Begriffen ein trockener Verband am Platze wäre, — dieser Vorwurf ist unbegründet. Die Gaze muss eben kräftig ausgedrückt und alsdann erst aufgelegt werden; das nach dem Ausdrücken noch in ihr vorhandene Wasser verdunstet (vorausgesetzt, dass man keinerlei impermeable Stoffe in den Verband einschaltet) so schnell, dass schon sehr kurze Zeit nach Application des Verbandes derselbe den Charakter eines trockenen besitzt. —

Kann somit das kochende Wasser als ein prinzipiell sicheres Mittel für die Sterilisirung empfohlen werden, kann man, ohne die Kranken zu schädigen, gelegentlich ganz gut damit auskommen, — so muss freilich die Frage, ob dieser Weg auch der bequemste ist, den wir zur Erreichung der Sterilisirung gehen können, in Bezug auf die Verbandstoffe verneint werden. Für Instrumente hat die Anwendung des kochenden Wassers kaum Mängel; man nimmt dieselben nach 5 bis 10 Minuten langem Kochen heraus, oder giesst das Wasser ab; die Instrumente kühlen sich ziemlich schnell ab und können gebraucht werden.

Für Verbandstoffe aber, besonders für die Gazestücke, mit denen wir während einer Operation zu tupfen haben, ist der Umstand, dass das Material sich innerhalb des sehr heissen Wassers befindet und sich auch nach Abgiessen des Wassers nur sehr langsam abkühlt, ein recht erheblicher Nachtheil. Dieser Nachtheil lässt sich unter gewissen Verhältnissen noch überwinden: wenn ein Arzt z. B. vorher die Stunde eines Verbandwechsels oder dergl. zu bestimmen im Stande ist, so kann er sich, einige Stunden zuvor, zurecht geschnittenen Mull (Gaze ohne Appretur) in Wasser 10 Minuten lang auskochen, im

bedeckten Topf abkühlen und bis zur Anwendung aufbewahren*) lassen. Es ist aber klar, dass diese Methode
der Gazesterilisirung in kochendem Wasser grosse Un-
bequemlichkeiten birgt.

Das führt uns zur Betrachtung des Wasserdampfes.

3. Die Sterilisation im Wasserdampf.

Theoretisches.

Wasserdampf im ruhenden Zustande ist ein ausserordentlich starkes Sterilisationsmittel, wahrscheinlich kein
geringeres als der sogenannte „strömende Wasserdampf".

Diese hervorragenden Eigenschaften des ruhenden
Wasserdampfes sind indessen schwer zu verwerthen; denn
naturgemäss ist derselbe bei der gewöhnlichen Art der
Entwicklung mit atmosphärischer Luft vermengt; Luft von
100⁰ ist aber, entsprechend den im ersten Abschnitte dieses
Capitels über die Heissluftsterilisation gemachten Angaben,
kein sehr gutes Desinficiens, und so wird selbstverständ-
licher Weise durch Vermengung mit ihr die an und für
sich starke Sterilisationskraft des Wasserdampfes verringert.
Will man aber dieser Beimengung der atmosphärischen
Luft entgegenwirken, so müsste der Raum, in welchen
hinein der Wasserdampf entwickelt wird, vorher luftleer
gemacht werden, und das würde die Einfachheit und
somit die allgemeine Anwendbarkeit der Methode stark be-
einträchtigen.

Aus solchen Gründen ist ruhender Wasserdampf nicht
in Gebrauch. — —

Wir bedienen uns vielmehr des „strömenden
Wasserdampfes". Unter strömendem Wasserdampfe ist
nichts weiter zu verstehen, als dass Wasserdampf aus
einem Gefäss, in welchem Wasser kocht, in ein zweites,
das zur Bergung der zu sterilisirenden Gegenstände dient,

---

*) Nur während einiger Stunden der Aufbewahrung würde das
Material sicher keimfrei bleiben.

beständig hineinströmt und durch irgend welche Oeffnungen das zweite Gefäss wieder verlässt.

Die Wirkung dieses einfach strömenden Wasserdampfes ist eine sehr mächtige. Es sind indessen (allerdings in einer Zeit, da man die grossen und beiläufig für unsere Zwecke vollkommen genügenden Wirkungen desselben noch nicht recht erkannt hatte) mannigfache Versuche gemacht worden, um diese Kraft noch zu steigern. Ich sehe von einer historischen Darstellung der einschlägigen Bestrebungen ab, und will dieselben bloss faktisch beleuchten.

Es lag nahe zu glauben, dass, wenn Wasserdampf (der ja bekanntlich unter den gewöhnlichen Verhältnissen 100^0 C. zeigt) auf noch höhere Temperaturen erhitzt wird, die sterilisirende Wirkung desselben steige. Das Vorhaben, strömenden Wasserdampf auf mehr als 100^0 zu bringen, wird am einfachsten dadurch erreicht, dass der entwickelte Wasserdampf nachträglich durch sehr heiss gehaltene Metallröhren (Flintenläufe [v. Esmarch'scher Versuch]) hindurchgeleitet wird. Hierbei zeigte sich aber sofort das Umgekehrte dessen, was vielleicht hätte vermuthet werden können: Es sank nämlich die sterilisirende Kraft des Wasserdampfes bei weiterem Erhitzen desselben.

Dieses auf den ersten Blick vielleicht auffallend erscheinende Faktum ist indessen einer Deutung sehr wohl zugänglich. Die allgemein übliche und in den Büchern sich findende Erklärung ist die, dass bei weiterem Erhitzen der Wasserdampf „trocken" wird, somit die Eigenschaften der erhitzten trockenen Luft annimmt, von welcher letzteren wir ja allerdings wissen, dass ihre sterilisirende Kraft weit zurücksteht hinter der des gewöhnlichen kochenden Wassers und auch hinter der des hundertgradigen Wasserdampfes. Bei dieser Erklärung bin ich indessen nicht im Stande, eine wirkliche Vorstellung zu gewinnen; der erhitzte Wasserdampf bleibt doch immer Wasserdampf und gewinnt durch die Erhöhung seiner Temperatur durchaus keine Aehnlichkeit mit heisser Luft,

Vielmehr scheint mir eine Deutung des allerdings auf-
fallenden Faktums in folgender Weise möglich zu sein:
Mit zunehmender Wärme dehnt sich das Volumen des
Wasserdampfes aus,*) eine Expansion, welche bekanntermassen bei den Körpern im dampfförmigen Aggregat-
zustande recht beträchtlich ist; die den Wasserdampf
componirenden Moleküle erweitern sich, resp. sie rücken
auseinander; es scheint mir dem Verständnisse nahe gerückt zu sein, dass unter solchen Umständen die Durch-
dringungsfähigkeit dieses eine geringere Dichtigkeit be-
sitzenden Wasserdampfes beeinträchtigt wird; und wir
haben gesehen (1. und 2. Abschnitt dieses Capitels), dass
allein in dieser Fähigkeit die Vorzüge der nassen physikalischen Sterilisation ihre Ursache haben.

Wie dem aber auch sei, bei dem überhitzten
Wasserdampfe ist die sterilisirende Kraft in beträchtlich geringerem Masse als beim hundertgradigen ausgesprochen. — —

Anders liegt das Verhältniss, sobald Wasserdampf
nicht nur weiter erhitzt, sondern gleichzeitig
auch unter einen stärkeren Druck, als der gewöhnliche einer Atmosphäre es ist, gesetzt wird.

Diese beiden Veränderungen des gewöhnlichen Wasserdampfes — also Erhitzung und Versetzung unter einen
stärkeren Druck — müssen allerdings in einem gewissen,
gleich zu schildernden Verhältnisse stehen, um die Sterilisationskraft des Wasserdampfes zu steigern. Das Verhältniss ist dadurch gegeben, dass die dem höheren
Drucke entsprechende Siedetemperatur diejenige
ist, die mit dem ersteren gleichzeitig angewendet
werden muss. Es siedet nämlich Wasser unter den
gewöhnlichen Verhältnissen der Erdoberfläche, mithin unter
dem Drucke einer Atmosphäre, bei 100⁰ C. Jeder weiss,

---

*) Natürlich nur unter der Voraussetzung des gleich bleibenden
Druckes; aber wir sprechen bis jetzt ja immer nur von Wasserdampf
unter einer Atmosphäre Druck.

dass, wenn künstlich der atmosphärische Druck verringert wird, also im luftverdünnten Raume, das Wasser schon eher den dampfförmigen Aggregatzustand annimmt. Ganz ebenso siedet bei Erhöhung des auf ihm lastenden Druckes das Wasser erst später, also z. B. beim Drucke zweier Atmosphären bei 120^0, beim Drucke dreier Atmosphären bei 134^0, und so entsprechend weiter.

Wir müssen also, gemäss dem oben erwähnten Satze, Wasserdampf von 120^0 C. genau unter 2 Atmosphären Druck haben, wenn die sterilisirende Kraft erhöht werden soll; noch mehr vergrössert wird sie werden, wenn wir 3 Atmosphären und 134^0 C. anwenden.

Aber dies soeben bezeichnete Verhältniss muss auch immer genau inne gehalten werden: es muss dem stärkeren Drucke der betreffende Siedepunkt exact entsprechen. Mit anderen Worten: der Wasserdampf muss immer der Verdichtung zu Wasser ganz nahe gerückt sein, um mit zunehmender Temperatur und zunehmendem Drucke besser zu sterilisiren.

Dieses vielfach bestätigte Faktum sagt also aus, dass jedes Mal, wenn Temperatur und Druck nicht in dem erwähnten Verhältnisse stehen, die desinficirende Kraft des Wasserdampfes, statt erhöht, herabgemindert sein wird. Und das ist eigentlich nach Allem, was wir bereits besprochen haben, gar nicht so auffallend.

Ist die Temperatur nämlich höher, als die dem betreffenden Drucke entsprechende — die eine Möglichkeit, — haben wir also bei 3 Atmosphären eine Temperatur statt von 134^0 etwa von 150^0, so walten genau dieselben Verhältnisse ob, wie wenn der einfache Wasserdampf die glühenden Flintenläufe in dem vorhin erwähnten Esmarch'schen Experiment passirt, d. h. wir haben es alsdann mit sogenanntem überhitztem Wasserdampfe zu thun, von dem wir ja bereits wissen, dass er an Wirkung zurücksteht hinter dem nicht überhitzten Wasserdampfe — eine Erfahrungsthatsache, für welche wir oben eine Erklärung zu geben versucht haben.

Ist der Druck aber höher als die entsprechende Temperatur (die andere Möglichkeit der mangelhaften Relation zwischen Druck und Temperatur), so müsste entweder Condensation des Wasserdampfes zu Wasser eintreten; oder es handelt sich, wenn die Condensation nicht eintritt, um keinen reinen Wasserdampf mehr, sondern um ein Gemenge von Wasserdampf mit Luft.*) Von einem solchen Gemenge ist es aber nach Allem, was wir über die relativ schlecht desinficirende Fähigkeit der heissen Luft wissen, klar, dass es an sterilisirender Kraft zurückstehen muss hinter dem reinen Wasserdampfe. — —

---

*) Physikalisch richtig ausgedrückt, kann eigentlich nur gesagt werden, es handelt sich, wenn der Druck höher als die entsprechende Temperatur ist und dennoch keine Condensation eintritt, um ein Gemenge von Wasserdampf mit einem gasförmigen Körper: das wird allerdings unter den Umständen, von denen wir sprechen, immer ein Gemenge von Wasserdampf mit keinem anderen Gase als Luft sein.

Zur Erklärung des physikalischen Verhältnisses, dass der Wasserdampf bei einem Drucke, bei welchem er eigentlich schon zu Wasser condensirt sein müsste, es noch nicht ist, sobald er mit einem anderen Gase, in unserem Falle also mit Luft vermengt ist — zur Erklärung dieses Verhältnisses müssen die Sätze herangezogen werden: a) Die Spannung der Dämpfe in mit Luft erfüllten Räumen ist gleich derjenigen (Regnault: stets etwas kleiner als diejenige) im Vacuum; b) die Spannung eines Gemenges aus Luft und Dampf ist gleich der Summe der Spannungen der Luft und des Dampfes.

Anders ausgedrückt sagen diese Sätze aus: ad a) Ein Dampf, also z. B. in unserem Falle der Wasserdampf wird, wenn er mit Luft vermengt ist, so gespannt sein, wie wenn der vorhandene Wasserdampf allein den ganzen Raum erfüllen würde; d. h. bei der Mengung mit Luft wird der Druck des Wasserdampfes in dem nun grösseren Raume ein relativ geringer. ad b) Die totale Spannung des Gemenges ist aber relativ gross, da sie nämlich der Summe der Einzelspannungen gleich ist.

Obwohl also (ad b) die Spannung des Gemenges relativ gross ist, verfällt (ad a) der Wasserdampf unter geringeren Druck; oder: der Wasserdampf condensirt nicht, obgleich die Spannung seines Gemenges mit Luft relativ zu gross ist.

Aus alledem erhellt wohl zur Genüge, dass, falls
man sich der Desinfection mittels stark ge-
spannter Wasserdämpfe bedienen will, dies nur
unter ganz bestimmten, nicht ganz leicht inne zu
haltenden Cautelen geschehen darf; Temperatur
und Druck müssen beständig controllirt werden;
anderenfalls könnte man erleben, dass statt der gewünschten stärkeren Desinfectionskraft eine geringere
resultirt.

Solchen Schwierigkeiten gesellen sich noch gewisse
Uebelstände hinzu: die Gefahr eines mit Ueberdruck
arbeitenden Apparates ist bei nicht vollkommen geschulter
Bedienung keine ganz geringe; der Apparat würde auch,
wie jede Kesselanlage, polizeilicher Genehmigung bedürfen.

Obwohl wir also dem unter dem Drucke mehrerer
Atmosphären stehenden Wasserdampfe die absolut grösste
Kraft zuerkennen,*) kann doch die Anwendung desselben
nur da erfolgen, wo die Grösse des Betriebes complicirtere
Anlagen und sachgemässe Bedienung gestattet. Jedenfalls
müssen wir, wenn wir die Wundbehandlung in der Weise
darstellen wollen, wie sie allenthalben und überall geübt
werden kann und soll, von der Sterilisirung mittels Kesselanlage absehen.

Wir würden also vom Wasserdampf nur in der Form
des strömenden hundertgradigen Wasserdampfes unter den
gewöhnlichen Bedingungen, also unter dem Drucke einer
Atmosphäre, Gebrauch zu machen haben.

*) Der gespannte Wasserdampf leistet ganz Ausserordentliches:
Eine besonders resistente, nicht pathogene Art von Mikroorganismen,
die durch strömenden Wasserdampf von 100° erst nach 6 Stunden
vernichtet wird, widersteht nur wenige Secunden lang einem unter
dem Drucke von 3 Atmosphären befindlichen und dementsprechend
temperirten Wasserdampfe.

Die Anwendung des strömenden Wasserdampfes.

Die Art der Anwendung des gewöhnlichen strömenden
Wasserdampfes ist eine recht einfache; ich werde weiter
unten zu expliciren haben, dass diese einfache Art zugleich auch als eine ganz gute, jedenfalls als eine unseren
Zwecken vollkommen genügende angesehen werden muss.

Man denke sich also ein mit Wasser gefülltes Gefäss;
das Wasser wird zum Kochen erhitzt; der sich aus dem
Wasserbehälter entwickelnde Dampf strömt in einen
zweiten, über dem Wasserbehälter gelegenen Raum, in
welchem sich die zu sterilisirenden Objecte befinden, und
verlässt diesen Raum durch Oeffnungen, um in die freie
Umgebung zu gelangen. — —

Gegen diese ganz einfache Nutzbarmachung des strömenden Wasserdampfes ist vielfach Einspruch erhoben
worden.

In erster Linie wird getadelt, dass hierbei nicht ent-
gegengewirkt wird der Vermengung des Wasserdampfes
mit atmosphärischer Luft, welche letztere natürlich vor
Einleitung der Prozedur den Verbandstoffbehälter erfüllt.
Diese Vermengung würde freilich einen Umstand darstellen, von welchem sich nicht bestreiten liesse, dass er
nach Allem, was wir über die den Wasserdampf beein-
trächtigende Wirkung der heissen Luft schon wissen, von
ungünstigem Einflusse sein würde.

Um also dieser Vermengung mit Luft aus dem Wege
zu gehen, hat man den entwickelten Wasserdampf nicht,
wie es bei ganz einfachem Verfahren der Fall ist, direkt
von unten, sondern umgekehrt von oben her in das
zweite für die Objecte bestimmte Gefäss hineingeleitet.
Auf diese Weise soll die atmosphärische Luft, deren
specifisches Gewicht grösser als das des Wasserdampfes
ist, beim Einströmen dieses letzteren Gelegenheit haben,
sich zu senken, nach unten hin zu entfliehen, und so

dem von oben her nachdrängenden Wasserdampfe den ganzen Raum zu überlassen.

Die Nothwendigkeit solcher oder ähnlicher demselben Zwecke dienenden Vorkehrungen lässt sich nicht bestreiten, sobald die Apparate grössere Dimensionen annehmen. Es ist indessen fraglich, ob es angebracht ist, die der Sterilisation mit strömendem Wasserdampfe dienenden Apparate sehr gross anfertigen zu lassen. Sicherer arbeitet, besonders auch in Bezug auf das Hineindringen des Dampfes in alle darin befindlichen Gegenstände, ein nicht zu umfangreicher Apparat. Ein solcher, etwa in den Massen, die ich später noch angeben werde, genügt jedenfalls den Zwecken des praktischen Arztes, selbst dann, wenn es sich einmal um eine langdauernde und viel Material erfordernde Operation handelt. Richtet man ausserdem noch die Apparate so ein, dass der die zu sterilisirenden Objecte, also hauptsächlich die Verbandstoffe aufnehmende Theil sich mehr nach der Breite als nach der Höhe hin ausdehnt, so treten die erwähnten Bedenken in Bezug auf den Ort des Dampfeintritts noch mehr in den Hintergrund, und wir können alsdann den Dampf so, wie es viel einfacher ist, nämlich von unten einleiten.

Es dauert zwar bei dieser Art des Dampfeintritts, wie vorgenommene Messungen gezeigt haben, etwa 5 Minuten länger, bis der Raum in ebenso vollkommener Weise wie bei der Einleitung von oben durch Wasserdämpfe erfüllt ist; die Zeit von 5 Minuten spielt aber, da die Sterilisation mit strömendem Wasserdampf, abgesehen vom Anheizen, $1/2 - 3/4$ Stunden dauern soll, kaum eine Rolle. —

Ein anderer Einwand, der gegen diese ganz einfachen Apparate besonders nachdrücklich immer wieder erhoben wird, ist der, dass durch die zumal im Anfange der Prozedur eintretende Condensation der Wasserdämpfe innerhalb des Verbandstoffbehälters, die in diesem letzteren befindlichen Gegenstände feucht werden.

Um diesen angeblichen Uebelstand zu vermeiden, soll der Theil des Apparates, der zur Bergung der zu sterilisirenden Gegenstände dient, mit einem sogenannten Vorwärmeraum versehen werden. Indem man dafür sorgt, dass dieser Vorwärmeraum gleich am Anfange der ganzen Prozedur selbst erhitzt wird und so also den Innenraum, welcher von ihm umschlossen wird, sofort miterwärmt, — indem man hierfür sorgt, wird natürlich erreicht, dass die Temperatur des Innenraums bereits auf 100^0 oder nahe an 100^0 erhöht ist in dem Augenblicke, da die Wasserdämpfe in denselben hineinströmen; das hat zur Folge, dass die Wasserdämpfe bei ihrem Eintritt in den Sterilisationsraum keine Abkühlung mehr erfahren, mithin sich auch nicht zu Wasser verdichten.

In der That gelingt es, die Verbandstoffe auf diese Weise, trotzdem Wasserdampf sie durchströmt, trocken zu erhalten.

Ob nun allerdings diese Trockenerhaltung der Verbandstoffe in Bezug auf den eigentlichen Zweck, welcher mit der Sterilisation verfolgt wird, ein Vortheil ist, diese Frage wird in der neuesten Zeit besonders von Braatz,*) einem Forscher, dem wir viele Aufklärungen auf diesem Gebiete verdanken, verneinend beantwortet.

Dieser Ansicht Braatz's möchte ich mich vollkommen anschliessen. Wir haben schon vorher öfters davon sprechen müssen, dass ein gewisser Grad von Feuchtigkeit grössere Garantie dafür gewährt, dass der Schutz, welchen die Bakterien gegen die Einwirkung hoher Temperaturen in ihren Luftumhüllungen besitzen, unwirksam wird; die Feuchtigkeit wirkt eben lösend und erweichend auf das Bakterienprotoplasma, gewissermassen vorbereitend die durch die Sterilisation herbeizuführenden Absterbungsvorgänge (s. S. 44). Es muss demzufolge doch nicht als unbedenklich erscheinen, wenn der doch gerade durch seine Nässe wirken sollende Wasserdampf so zur · An-

*) Dr. E. Braatz, Die Grundlagen der Aseptik. Stuttgart 1893.

wendung kommt, dass er die zu sterilisirenden Objecte
nicht mehr befeuchtet.*)

Aus diesen Gründen kann und muss eigentlich von
Vorwärmeeinrichtungen abgesehen werden, und wir wollen
uns dieser Erkenntniss um so mehr freuen, als dadurch
die Einfachheit der Apparate erhalten bleibt.

Die Verbandstoffe werden nun allerdings in diesen
einfachen Apparaten ein wenig feucht. Es sind hauptsächlich die äusseren, den Wänden des Sterilisations-
raumes direkt anliegenden Stücke, die etwas mehr nass
werden. Thut man also die Gaze in eine Art Beutel
hinein und legt sie in der Weise in den Sterilisationsraum, dass der Beutel den Wänden dieses Raumes an-
liegt, so bleibt die im Innern des Beutels liegende Gaze
ziemlich trocken.

Zudem erblicke ich in dieser leichten Feuchtigkeit
unter der Voraussetzung, dass der Verbandstoff gleich zur
Anwendung kommt, kaum einen Schaden.**) Uebrigens
soll die sofortige Anwendung die Regel bilden; die Verbandstoffe sollen kurz vor jeder Operation sterilisirt, also
auch nach ihrer Zubereitung sofort gebraucht werden.

Will man indessen die Verbandstoffe, um sie für kurze
Zeit aufbewahren zu können, nachträglich ganz trocknen,

---

*) Diese Ausführungen sind, wie schon erwähnt, im Anschluss
an Braatz gemacht. — Nicht zugeben kann ich indessen, wenn
Braatz dem Lautenschläger'schen, von Schimmelbusch (Anleitung
zur asept. Wundbehandlung S. 90) empfohlenen Apparate vorwirft,
dass die Heizgase des Vorwärmeraumes analog den Heizgasen in
dem schon erwähnten Esmarch'schen Versuche wirken (Braatz, l. c.
S. 57. Anmerkung). Der in dem Vorwärmeraum des Lautenschläger'schen Apparates strömende Wasserdampf besitzt doch nur
die Temperatur von 100° C. (jedenfalls aber, bei etwaigem geringen
Ueberdruck keine höhere, als der Dampf im Sterilisationsraum), und
ist doch mithin nicht im Stande, den im eigentlichen Sterilisations-
raume strömenden Wasserdampf auf eine höhere Temperatur, als
dieser letztere sie bereits selbst besitzt, zu erwärmen.

**) Selbst die grössten Schwärmer für die „trockene Methode"
des Operirens werden diese leichte Feuchtigkeit nicht übel ver-
merken.

so ist für einen Apparat in den später zu nennenden Dimensionen keine complicirte Vorrichtung nöthig (siehe Capitel VI, S. 66). —

Das Résumé der Betrachtungen über die physikalischen Sterilisationsmethoden lautet: Es ist Gebrauch zu machen 1. vom kochenden Wasser, einer Methode bei der nur einige wenige Cautelen zu beobachten sind; und 2. vom strömenden hundertgradigen Wasserdampf in einem Apparate allereinfachster Form.

Die Zubereitung der einzelnen Materialien im speziellen wird das nächste Capitel bringen.

—

Die für die Wundbehandlung nothwendigen Materialien und deren aseptische Herrichtung.

Nicht der geringste Vortheil unseres heutigen Wundbehandlungsverfahrens ist darin zu erblicken, dass die Anzahl derjenigen Gegenstände, die wir für den täglichen Gebrauch immer parat haben müssen, im Verhältniss zu früher eine bei weitem geringere geworden ist. Die vielen Arten von mit verschiedenen Antisepticis imprägnirter Gaze, wie sie sich ehedem in allen Operationszimmern vorfanden, sind überflüssig geworden; die zahlreichen grossen Flaschen mit allen möglichen, in schwachen und in starken Lösungen vorräthigen Desinficientien sind ebenfalls verschwunden.

Was nun über die Vorbereitung desjenigen Materials, welches auch heute noch bei jeder Operation zur Hand sein soll, zu sagen ist, das Alles ergiebt sich zum grossen Theil schon aus den Betrachtungen, die in den vorangegangenen Capiteln angestellt worden sind. Hier kann es sich nur noch darum handeln, eine kurzgehaltene Anweisung zu geben, wie die vorher entwickelten Grundsätze im Einzelnen zu verwerthen sind. Ich werde also in diesem Capitel über das Prinzipielle nur die nothwendigsten Andeutungen machen, indem ich im Uebrigen auf die früheren Abschnitte verweise.

Es liegt mir auch fern, Alles, was irgendwo noch im Gebrauch ist, beschreiben zu wollen. Nur das Wenige, was nothwendig und zu gleicher Zeit vollkommen genügend ist, soll Erwähnung finden. Ich bitte also, mich nicht der Unvollständigkeit zeihen zu wollen.

Gaze.

Entfettete, nicht appretirte (d. h. keine Stärke enthaltende) Gaze stellt den von uns als hydrophilen oder kurzweg als Verband-Mull bezeichneten Stoff dar.

Der Stoff liefert zunächst (man muss gerade hierzu die etwas theureren, dichter gewebten Qualitäten verwenden) die für unsere Zwecke nöthigen Binden. Diese letzteren für den Wundverband, wie es vielfach noch geschieht, aus gestärkter (appretirter Gaze oder Organtine) zu nehmen, ist für gewöhnlich nicht nöthig und nicht vortheilhaft; das, was wir als Wundcompression (Aufeinanderfügung der Wunde in allen ihren Theilen; siehe Capitel VIII, S. 132) bezeichnen, lässt sich viel besser mit nicht appretirten Binden erzielen.*)

Die gewöhnlichen Binden werden also aus dem nicht appretirten Stoffe 3—5—8 Meter lang und 5—20 Centimeter breit gerissen und dann aufgerollt; man bediene sich im Allgemeinen lieber der breiteren Sorten.

Eine Sterilisation dieser Binden, welche die äusserste Lage der Verbände darstellen, ist überflüssig. —

Derselbe Mull liefert auch das Material, welches zur direkten Bedeckung, ferner zur etwaigen Tamponade und zum Austupfen der Wunde dienen soll.

Für Bedeckung und Tamponade wird der Stoff am besten in der Form von sogenannter Krüllgaze angewandt,

*) Der appretirte Stoff ist als Bindenstoff für diejenigen Gipsverbände, welche einen gewissen Grad von Elasticität haben sollen, nöthig. Ausserdem ist derselbe da angebracht, wo er im Verein mit Schienen oder dergleichen zur Fixirung im Sinne eines erhärtenden Verbandes dienen soll.

d. h. derart, dass verschiedene Stücke ungeordnet auf resp. in die Wunde gebracht werden.

Als Tupfer nimmt man gewöhnlich einfache Stücke Mull, oder auch solche, die in mehrfacher Schicht zusammengelegt, event. auch zusammengenäht sind; man kommt bei den meisten Operationen ganz gut damit aus; nachdem mehrere Male mit demselben Stück getupft worden ist, wird es fortgeworfen. Man kann auch Krüllgaze in ein grösseres, beutelartig zusammengefaltetes Stück hineinstopfen, und diese Beuteltupfer derart benutzen, dass man sie bei grösseren Operationen da, wo es erwünscht ist, in die Tiefe einlegt. Der Beutel kann, statt mit Gaze, aus Billigkeitsrücksichten auch mit Watte oder Moos gefüllt werden. Da indessen durch die Maschen des äusseren Gazebeutels sich Fasern der genannten Stoffe leicht durchdrängen können, bin ich mehr für die ausschliessliche Verwendung von Gaze. Der Preis spielt wirklich kaum eine Rolle.

Bedient man sich dieser verschiedenen Mulltupfer, so wird man nur unter ganz besonders schwierigen Verhältnissen einer Bauchhöhlenoperation, ferner auch bei manchen Gesichtsoperationen (z. B. bei der Oberkieferresection, wo es darauf ankommt, schnell während der Operation eine grosse, von Knochen begrenzte Höhle zu tamponiren) die eigentlichen Schwämme vermissen.

Jedenfalls muss daran festgehalten werden, dass man, wenn man nur will, mit Gazetupfern auskommen kann.

Ueber die Herrichtung der Schwämme siehe weiter unten (S. 84).

Mull als Verbandzeug und als Tupfmaterial muss natürlich sterilisirt werden.

Hat man nichts weiter zur Hand, so kann zu diesem Zwecke der Mull in einem zugedeckten, mit warmem Wasser, Seife und Soda auf das exakteste gesäuberten

Kochgefässe 10 Minuten lang (die Zeit vor Beginn des Siedens nicht mitgerechnet) gekocht werden.*)

Die Feuerung muss so stark sein, dass im Wasser nicht bloss vereinzelte kleine, sondern überall grosse Blasen aufsteigen.

Nach Beendigung des Kochens wird das Gefäss durch Hineinstellen in ein grösseres, mit kaltem Wasser gefülltes abgekühlt, und der Verbandstoff nach der allerdings nicht in einem Augenblicke möglichen Abkühlung nass in Anwendung gebracht.

Die Methode ist, was die Sterilisation anbetrifft, absolut zuverlässig; immerhin stellt sie wegen der mit ihr verbundenen Uebelstände doch nur einen Nothbehelf dar.**) (Nähere Ausführungen darüber siehe Capitel V, 2.)

Für gewöhnlich soll der Mull in anderer Weise, nämlich durch strömenden Wasserdampf (von 100⁰ C. und unter einer Atmosphäre Druck) sterilisirt werden.

Die Begründung dieser Methode als der besten für die Verbandstoffsterilisirung ist ausführlich in Capitel V, 3 dargestellt.

Ebendaselbst ist auch auseinandergesetzt, weshalb complicirte Apparate mit Vorwärmung nicht indicirt sind, und aus welchen Gründen die ebenfalls complicirte Einleitung des Wasserdampfes von oben statt von unten her unterbleiben kann, so lange der Apparat mehr breit als

---

*) Bei allen Angaben über die Herrichtung des Mulls setze ich immer voraus, dass es sich um ganz reines, frisch bezogenes Material handelt.

Sollte das nicht der Fall sein, sollte der Mull beim Transport oder sonst etwa verunreinigt (bestäubt) sein, so ist derselbe natürlich vorher gründlichst zu waschen.

**) Man kann übrigens auch den so in kochendem Wasser sterilisirten Mull abkühlen, indem man ihn in eine kalte, mindestens eine Viertelstunde vorher zurechtgemachte Sublimatlösung mittels einer sauberen (sterilisirten) Pincette oder dergl. hineinthut. Jedenfalls drücke man dann vor der Anwendung den Mull ordentlich aus, um nicht zu viel Sublimat in und auf die Wunde zu bringen.

hoch angefertigt wird und sich überhaupt innerhalb mässiger, gleich zu bezeichnender Dimensionen hält.

Dieser einfache Apparat für die Sterilisation der Verbandstoffe im strömenden Wasserdampfe besteht nun aus 2 Theilen, die leicht auseinanderzunehmen und ebenso leicht ineinanderzusetzen sein müssen. Der untere Theil ist natürlich für das Wasser, der obere für die Verbandstoffe bestimmt.

B (Fig. 1) ist der untere Theil, der bis über die

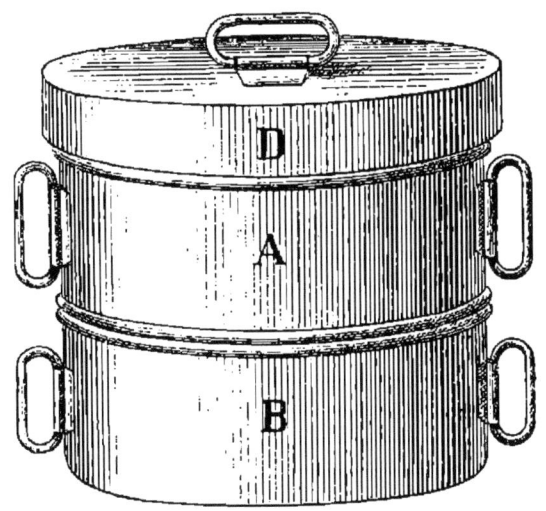

Fig. 1. Apparat für die Sterilisirung von Verbandstoffen im strömenden Wasserdampfe.

Hälfte mit Wasser zu füllen ist. A (der obere Theil) hat keinen soliden, sondern einen Drahtnetzboden, auf welchem die Verbandstoffe aufliegen; die letzteren dürfen im übrigen den ganzen Raum A in mässig fester Packung ausfüllen.

Der Deckel (D) greift, wie in der Zeichnung angedeutet ist, über A etwas herüber und schliesst ziemlich fest.

Ist A und B zusammengesetzt (Fig. 1), und wird das Wasser in B zum Kochen gebracht, so geht der Dampf

aus B durch das Drahtnetz in A, durchströmt die Verbandstoffe und verlässt alsdann an den Rändern des
Deckels (D) den Raum A, um ins Freie zu gelangen.

Die Dimensionen des Apparates sind ungefähr: Höhe
10 Centimeter, Durchmesser des Bodens und des Deckels
30 Centimeter.

Es wird $\frac{1}{2}$ Stunde bis $\frac{3}{4}$ Stunden sterilisirt, die Zeit
bis zum Kochen des Wassers nicht mitgerechnet.

Die Verbandstoffe werden dabei etwas feucht, am
meisten an den Wänden; man kann deswegen den Verbandstoffbehälter mit einem Stück Gaze gewissermassen
austapeziren, um dann später bloss das im Innern liegende,
fast trockene Material zu benutzen (s. Capitel V, S. 59).

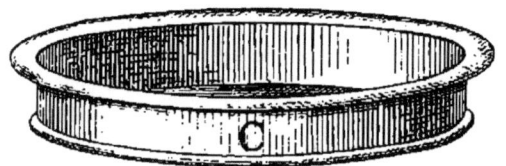

Fig. 2. Untersatz des Aufbewahrungs-Behälters.

Das sterilisirte Verbandzeug ist prinzipiell sofort anzuwenden und vor einer späteren Operation wiederum zu
sterilisiren.

Es ist übrigens auch möglich, in diesem sehr einfachen Apparat das Verbandmaterial zu trocknen.

Ich habe zu diesem Zwecke, und um den Apparat
dabei noch kompendiöser zu gestalten, einen kleinen
Untersatz C (Fig. 2) vorräthig, in welchen der obere Theil
von Fig. 1, also der mit dem Deckel D versehene Verbandstoffbehälter A hineinpasst. Nach beendeter Sterilisation werden diese Theile zusammengesetzt; das giebt
dann sofort einen ganz guten, recht wenig umfangreichen
Verbandstoffbehälter (Fig. 3).

Derselbe wird in den Bratofen eines mässig heissen
Küchenherdes hineingeschoben (man kann dabei den
ganzen Apparat zur Vorsicht mit einem Handtuche

umwickeln); und nach $^1\!/_2$ bis 1 Stunde ist die Feuchtigkeit des Behälters und des Verbandzeuges verdunstet.

Der ganze Apparat ist in einfachster Ausstattung aus Weissblech (der untere Theil B in Figur 1 muss aus verzinntem Weissblech sein) für ein paar Mark überall zu beschaffen, und bleibt übrigens auch in dieser Form recht lange Zeit brauchbar. Haltbarer, allerdings auch theurer ist Kupfer, innen verzinnt.

Zum Kochen kann das Wasser auf einem Küchenherd oder sonst über jeder Art von Feuer gebracht werden.

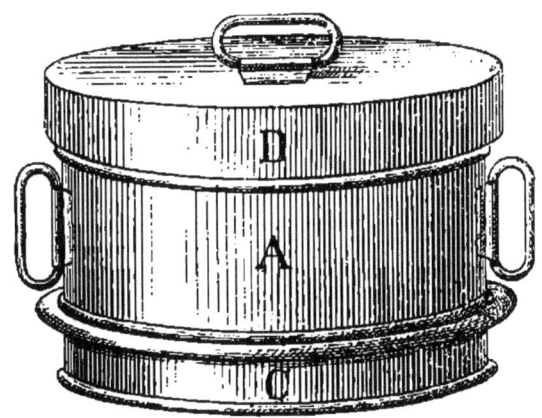

Fig. 3. Aufbewahrungsbehälter für im strömenden Wasserdampfe sterilisirte Verbandstoffe.

Sehr grosse Heizapparate sind bei den angegebenen Dimensionen unnöthig. Am bequemsten sind allerdings Gasbrenner, wie solche in den verschiedensten Formen überall im Handel zu haben sind.

In den Apparat geht reichlich so viel Gaze hinein, wie für Tupfer und Verbandstoff bei einer grossen Operation nöthig ist. Einige Handtücher oder Compressen, falls man damit das Operationsterrain abschliessen will, können gleichzeitig auch noch mit sterilisirt werden.

Einfacher kann man, glaube ich, das Prinzip der Sterilisation im strömenden Wasserdampf sich nicht zu

Nutzen machen. Dass (abgesehen von der nur mit Beobachtung vieler Cautelen durchzuführenden und darum
nur für ganz grosse Betriebe sich eignenden Sterilisation
im Wasserdampfe unter dem Drucke mehrerer Atmosphären
s. S. 52 ff.), diese einfachste Art auch die beste ist, habe
ich in Capitel V ausgeführt.

Imprägnirter Mull.

Die vielfach heute noch üblichen imprägnirten Mull-
arten (wie Carbol-, Salicyl-, Sublimatmull) verdienen nicht
angewandt zu werden; der Gehalt an chemischen Desinficientien garantirt keineswegs ihre Keimfreiheit, wohl
aber bringt dieser Zusatz von Carbol, Sublimat etc. eine
Schädigung der Wunden mit sich.

Eine Ausnahmestellung nimmt der Jodoformmull ein.
Wir schätzen das Jodoform als ein Mittel, welches, in
manchen Fällen auf Wunden applizirt, ausserordentlich
gute Dienste leistet. (Näheres s. Capitel X, S. 147.)

Jodoformmull stellen wir uns am besten selbst her,
indem wir kurz vor der Application sterilisirte Gaze einfach mit Jodoform bestreuen. Jeder harzige oder ölige
Stoff, den man zur sogenannten Imprägnirung des Mulls
mit Jodoform verwendet, kann nur von Schaden sein,
weil durch denselben die Aufsaugekraft der Gaze herabgesetzt wird.

Watte und deren Ersatzmittel.

Watte wenden wir in der Form der entfetteten, sogenannten Bruns'schen oder Wundwatte an.*)

Direkt auf die Wunde darf Watte nicht gelegt werden,
da die einzelnen Fasern derselben leicht anbacken und
alsdann schwer zu entfernen sind.

--- ---

*) Die ordinäre geleimte Watte soll bloss da gebraucht werden,
wo Polstermaterial entweder ganz ohne Zusammenhang mit Wunden,
oder wenigstens in einiger Entfernung von solchen nöthig ist.

Im Uebrigen ist aber die Watte für die äusseren Lagen des Verbandes ein vorzüglicher Stoff, der in seiner Weichheit und Fähigkeit, sich den Körperformen anzuschmiegen, von keinem anderen Material übertroffen wird.

Allerdings ist die Aufsaugefähigkeit der Watte keine so grosse, wie im Allgemeinen angenommen wird.

Etwaige Sekrete einer Wunde sollen nämlich möglichst schnell und möglichst vollkommen in den Verband aufgenommen werden. An der Oberfläche des Verbandes sollen alsdann die Sekrete durch Verdunsten ihrer flüssigen Bestandtheile eintrocknen. Wir vermeiden auch gewöhnlich aus solchen Gründen jeden impermeablen Stoff.*) Dieses Trockenbleiben des Verbandes ist, wie uns wohl bekannt ist, ein mächtiges Mittel, um Zersetzungen in demselben hintanzuhalten.

Da indessen die Mehrzahl aller nicht inficirten Wunden, ohne viel Sekret zu liefern, heilen soll und auch heilt, so spielt diese Resorptionskraft des Verbandmaterials bei allen, nicht mit septischen Vorgängen complicirten Wunden keine so sehr grosse Rolle.

Es bleibt deswegen für alle diese Fälle die Watte das angenehmste Verbandmaterial.

Wo aber viel Sekret geliefert wird, wird man leicht konstatiren, dass die Watte dasselbe mehr direkt durch sich durchleitet, als dass sie es gleichmässig in all ihre Theile vertheilt.

Das ist am Ende kein so grosser Nachtheil, wenn man nur recht viel Watte nimmt. Immerhin lässt sich nicht leugnen, dass in solchen Fällen, also bei stark secernirenden Wunden, mit Vortheil von zwei anderen Verbandmaterialien Gebrauch gemacht werden kann, nämlich von Moos und Holzwolle.

Besonders Moos (Waldmoos oder Torfmoos) ist ein

---

*) Früher wurden solche undurchlässigen Stoffe in die äusseren Schichten des Verbandes gelegt.

stark absorbirender Stoff. Es wird gereinigt und in Gaze-
säckchen eingenäht. Auch in comprimirter Form wird es
in den Handel gebracht.

Sehr grosser Werth ist wohl kaum darauf zu legen,
ob dieser oder jener Stoff angewandt wird. Die Zeiten,
in denen man sich für ein neu bekannt gegebenes Verbandmaterial interessirte, sind vorüber.

Watte, Moos, Holzwolle können in strömendem Dampfe,
also in dem für den Mull vorhin beschriebenen Apparate
(Fig. 1, S. 65) sehr gut sterilisirt werden. Legt man
übrigens direkt auf die Wunde reichliche, sterilisirte Gaze,
so ist es kaum nöthig, die Watte oder das Moos, die
sich ja dann schon in ziemlicher Entfernung von der
Wunde befinden, auch noch keimfrei zu machen; indessen
möchte ich Niemandem, der es gerade thun will, davon
abreden.

Instrumente.

Die absolute Reinhaltung der Instrumente ist das
wichtigste Erforderniss beim Operiren.

Mehr als jeder andere Gegenstand, der mit der
Wunde in Berührung kommt, durch die Art ihrer Verwendung geeignet, zu inficiren, sind die Instrumente
sicher in unzähligen Fällen die Vermittler von Sepsis
gewesen.

Wir sind jetzt im Besitz absolut verlässlicher Methoden,
unsere Instrumente zu sterilisiren. Trotzdem ist es gewiss, bei der immer vorhandenen Möglichkeit von Fehlern,
ein guter Rathschlag, für schwer septische Fälle ein anderes Instrumentarium als für reine Wunden zu gebrauchen.
In grösseren Kliniken halte ich diese Trennung für ganz
selbstverständlich; aber auch der praktische Arzt wird gut
thun, die paar Instrumente, die für Spaltung von Phlegmonen und Panaritien nothwendig sind, gesondert von
den übrigen vorräthig zu halten.

Vor und nach jedem Gebrauch sollen die Instrumente
sterilisirt werden.

Jedes Instrument wird mit reiner, event. ausgekochter Bürste, warmem Wasser, Seife und Soda traktirt; alle Fugen, Schlösser, Riffe, Kanten werden im besonderen vorgenommen. Das Wasser soll möglichst warm verwandt und immer wieder erneuert werden. In ebenfalls warmem Wasser werden die einzelnen Stücke alsdann mehrere Male abgespült.

Bevor die Instrumente verwahrt werden, sollen sie noch mit Alkohol und zum Schluss mit einem reinen, weichen Lederlappen abgerieben werden.

Wer seine Instrumente so, wie es hier vorgeschrieben ist, hält, der wird meiner Ueberzeugung nach auch ohne die eigentliche Auskochung derselben schon gute Resultate erzielen.

Es kann gar keinem Zweifel unterliegen, und es stimmt mit dem, was wir über die allgemeinen Prinzipien der Wundprophylaxe (Capitel IV) ausgeführt haben, überein, dass die mechanische Säuberung das Wichtigste auch in Bezug auf die Instrumente bleibt.

Jegliches Beginnen, Instrumente zu säubern, wird natürlich um so vollkommener ausfallen, je einfacher der Bau derselben ist. Im Zusammenhang nun mit der Erkenntniss des ungeheuren Wertes der Reinhaltung der Instrumente sind in der That diese letzteren in einfacheren Formen fabricirt worden. Alle unnöthigen und ganz unangebrachten, früher aber doch recht üblich gewesenen Verzierungen sind fortgefallen; auch hat man sich bemüht, die so vielfach nothwendigen Schlösser so zu konstruiren, dass ihre Reinhaltung leichter geworden ist und vollständiger gelingt.

Allzuviel Gewicht möchte ich übrigens auf diese Vereinfachung im Bau der Instrumente nicht legen; jedenfalls darf dieselbe nicht so weit getrieben werden, dass die Brauchbarkeit darunter leidet. Es muss gelingen, auch nicht ganz einfach construirte Instrumente auf das exakteste zu säubern.

Wir fügen nun als eigentlichen Sterilisationsakt der mechanischen Säuberung, wie sie soeben geschildert ist, das Auskochen der Instrumente in Wasser hinzu.

Eine andere Methode, die Instrumente keimfrei zu machen, etwa durch trockene Hitze oder durch Dampf, sollte gar nicht in Betracht kommen. Das Kochen ist für Instrumente bei weitem das einfachste und sicherste Verfahren. (Alles Nähere s. Capitel V, 2.)

Die Instrumente müssen natürlich so gearbeitet sein, dass sie das Kochen vertragen. Die üblichen Metalle entsprechen dieser Bedingung. Uebrigens lassen sich die alten Holzinstrumente auch kochen, nur dürfen die Holzplatten nicht aufgeleimt sein.

Welche Cautelen sonst beobachtet werden müssen, ist in Capitel V, 3 auseinandergesetzt.

Die Instrumente werden, um ausgekocht zu werden, in einen länglichen Behälter aus Metall gelegt. Sehr gut brauchbar sind auch emaillirte Schüsseln. Uebrigens finden sich in jeder Küche zahlreiche Paradigmata für solche Sterilisationsgefässe.

Thut man die zu sterilisirenden Instrumente zunächst in eine Serviette oder dergleichen, und legt sie in derselben in das Gefäss hinein, so kann man nach beendigtem Kochen die sämmtlichen Instrumente in der Serviette herausheben und die letztere als sehr brauchbare Unterlage verwenden.

Die Instrumente kühlen ziemlich schnell ab und werden übrigens auch bald trocken.

Gewöhnliches Wasser soll, da in demselben die meisten Metalle rosten, nicht zum Kochen verwandt werden.

Dieses einen sehr grossen Uebelstand darstellende Rosten wird vermieden, sobald man nach dem Vorgange Schimmelbusch's Soda dem Wasser zusetzt. Verschafft man sich gute gepulverte Soda, so genügt ca. 1 Esslöffel auf $^1/_2$ Liter Wasser. Da aber die gepulverte Soda gewöhnlich sehr verunreinigt in den Handel kommt, so ist es vorzuziehen, sich der kristallisirten Soda zu bedienen, die im Allgemeinen als relativ reines Präparat käuflich ist. Wegen des grösseren Wassergehaltes sind indessen von der kristallisirten Soda (die guten Sorten gehen unter dem Namen „kristallisirte Ammoniaksoda") 3 Esslöffel auf $1/_2$ Liter Wasser zu nehmen.*)

In diesem mit Soda versetztem Wasser rosten die Instrumente nicht oder nur sehr wenig. Messer vertragen ebenfalls das Kochen. Es muss indessen dafür gesorgt werden, dass dieselben nicht mit der Schneide an andere Instrumente oder an die Gefässwandungen anstossen, was bei den wallenden Bewegungen des siedenden Wassers, sobald darauf nicht ganz besonders geachtet wird, sehr leicht passiren kann.*)

Andere Apparate zum Zwecke der Instrumentensterilisation als ein ganz einfaches, längliches, mit Deckel versehenes Gefäss, sind nur Sache der Bequemlichkeit.

Es liegt für den, der öfters zu operiren hat, allerdings nahe, sich eigens konstruirte Apparate anzuschaffen.

Dieselben lehnen sich natürlich eng an das Modell eines gewöhnlichen, länglichen Kastens an.

Recht praktisch ist es, wenn die Instrumente innerhalb der Apparate nicht frei, sondern in mit Henkeln versehenen Schalen liegen, welche letzteren am Boden durchlöchert sind, damit nach dem Herausheben derselben das warme Wasser abfliessen kann.

Weiteres ist eigentlich über diese Instrumenten-Sterilisirapparate kaum zu sagen.

Bedient man sich einer Spiritusheizung, so muss das Spiritusreservoir, damit der Alkohol bei der sich entwickelnden grossen Hitze nicht explodire, nach dem Prinzipe der alten Oellampen seitlich angebracht sein.

Ich füge das Modell eines solchen, übrigens ganz einfachen und recht praktischen Apparates mit Spiritusheizung nach Körte bei. (Fig. 4.)

---

*) Diese Bemerkungen nach Ihle-Dresden.

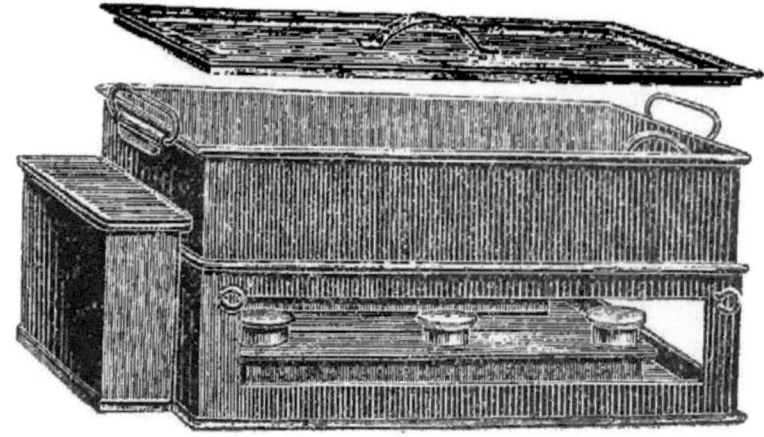

Fig. 4.

Angenehmer ist natürlich Gasheizung.

In Fig. 5 ist ein solcher ebenfalls ganz einfacher Gaskochapparat für Instrumente, wie ich ihn selbst anwende, abgebildet. Er enthält 2 Einsätze; der obere

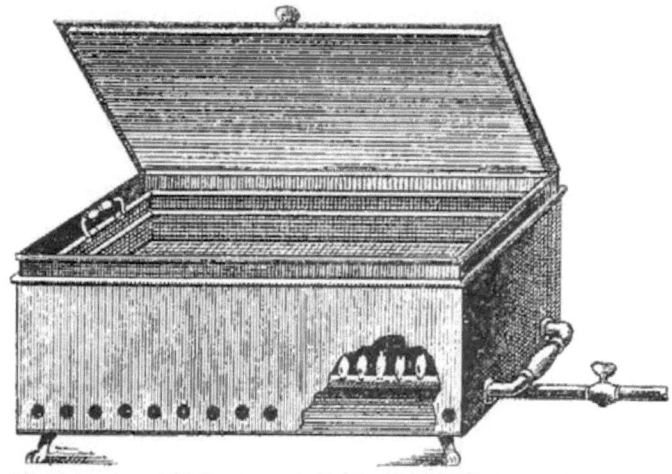

Fig. 5. Sterilisationsapparat für Instrumente im kochenden Wasser. (Gasheizung.)

kleinere steht, wenn beide auf einmal gebraucht werden sollen, in dem oberen Theile des unteren grösseren *), so

---

*) Auf kleinen nach dem Innenraum hin etwas hervorragenden Leisten.

dass also beide Einsätze ganz leicht zusammen herausgenommen werden können.

Die lichten Weiten des Apparates sind 38 cm lang, 23 cm breit. Die Höhen der Einsätze: des kleineren 2 cm, des grösseren 7 cm. (Da der kleinere in dem grösseren steht, ist also die zur Verwendung übrig bleibende Höhe des grösseren bloss 4—5 cm.)

Diese Masse genügen für die selbst zu grossen chirurgischen Operationen nothwendigen Instrumente.

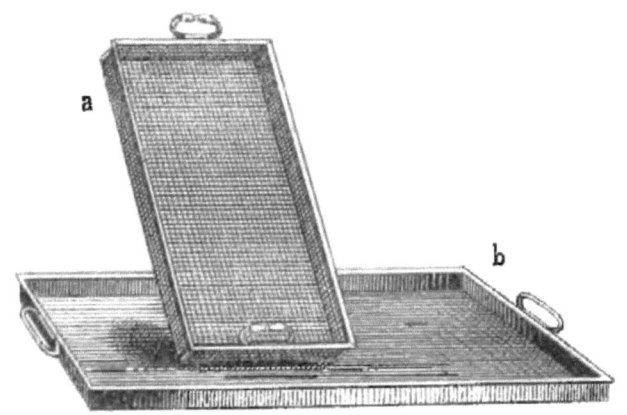

Fig. 6. Ein Einsatz mit Schale (für den Instrumentenkochapparat).
a. Einsatz.   b. Schale.

Die Einsätze werden nach der Herausnahme entweder auf reine Servietten oder in bereit gehaltene Schalen (Fig. 6) gestellt.

Die Schale kann mit vorher abgekochter und erkalteter Sodalösung gefüllt werden. Aber auch wenn das nicht geschieht, kühlen die Instrumente ziemlich schnell ab.

Der Deckel des Apparates muss gut, aber nicht luftdicht schliessen. Ein sogenannter Wasserverschluss ist unnöthig.

Nach dem Beginn des Kochens soll das Wasser 5—10 Minuten in starkem Kochen erhalten werden.

Solche Apparate aus Weissblech anzufertigen, empfiehlt sich nicht. Nickel oder innen verzinntes Kupfer ist das geeignete, wenn auch nicht ganz billige Material. — —

Vielfach wird empfohlen, die Instrumentenkocher zu einem einzigen Apparate zusammenzustellen mit den Verbandstoffsterilisatoren.

Da die Verbandstoffe in Dampf zu sterilisiren sind, so soll der aus dem Instrumentenkocher entwickelte Dampf zum Durchströmen der Verbandstoffe verwandt werden. Es muss also der Verbandstoffbehälter einen durchlöcherten Boden haben und auf den vom Deckel befreiten Instrumentenkocher gestellt werden.

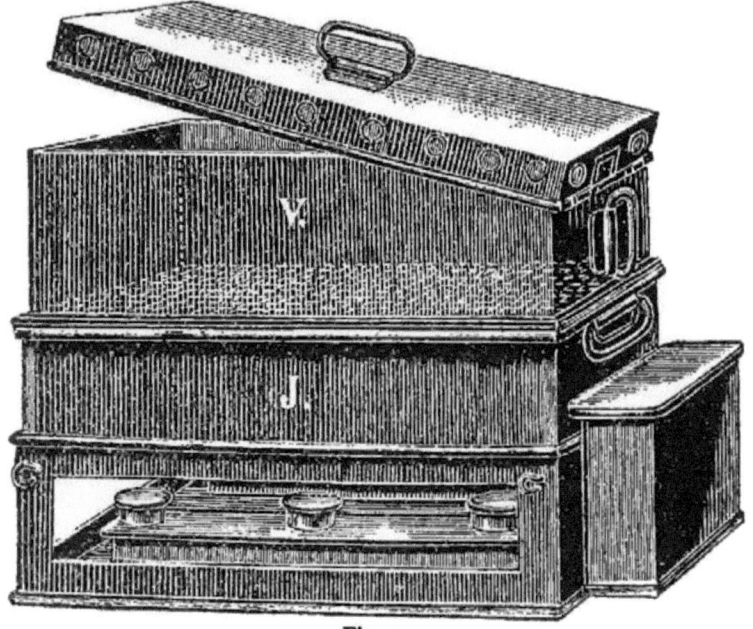

Fig. 7.

So kann man z. B. sich sowohl für den Apparat in Fig. 4, als für den in Fig. 5 Kästen mit durchlöcherten Böden als Aufsätze auf die geöffneten Apparate arbeiten lassen. In diesen Aufsätzen können die Verbandstoffe sterilisirt werden.

Der Körte'sche Apparat (Fig. 4, S. 74) für die Instrumentensterilisation in kochendem Wasser gewinnt dann durch Anbringung eines solchen Aufsatzes die Gestalt wie in Fig. 7.

Im Theile J kocht Wasser (oder vielmehr die oben angegebene Sodalösung): Hier werden die Instrumente sterilisirt. Theil V (der Aufsatz) ist der Verbandstoffbehälter; durch denselben strömen die in J entwickelten Wasserdämpfe.

Nach beendeter Sterilisation wird der Theil V mit den Verbandstoffen abgenommen, und mit einem Untersatz, der dazu gehört, unten geschlossen, während man den oberen Deckel etwas lüftet. In dieser Verfassung wird der Behälter nunmehr direkt auf die Heizflamme zum Trocknen gesetzt, dann heruntergenommen und überall fest geschlossen, so dass die Verbandstoffe im Behälter für einige Zeit aufbewahrt bleiben können.

In ganz einfacher Weise kann man natürlich auch in dem vom Deckel D bedeckten unteren Theile B unseres in Fig. 1 (S. 65) abgebildeten Verbandstoffsterilisators die Instrumente abkochen und so ebenfalls beides — Sterilisation der Verbandstoffe im strömenden Dampfe und Abkochen der Instrumente in Wasser — mit einander vereinen.

Nun sollen aber die Verbandstoffe, für welche ja der strömende Dampf benutzt wird, $1/_2—3/_4$ Stunden lang demselben ausgesetzt sein, während 5—10 Minuten für die in kochendem Wasser zu sterilisirenden Instrumente genügen.

Ganz in Einem lässt sich der Vorgang also doch nicht vollziehen, weswegen ich schon mehr dafür bin, beide Prozeduren gesondert vorzunehmen. — —

Bei manchen dem Instrumentenapparate zuzurechnenden Gegenständen ist das Auskochen nicht angängig.

Zu diesen gehören zunächst die mit Lederstempel versehenen Spritzen.

Sie müssen sauber gehalten, tüchtig abgerieben, abgespült und gebürstet werden; auseinandergenommen sind sie in $4^0/_0$iger Carbolsäurelösung oder in $80^0/_0$igem Alkohol für längere Zeit einzulegen. Sehr wirksam ist das Durchspritzen mit warmem Wasser. Heisseres Wasser wird allerdings vom Leder auch nicht vertragen.

Die Asbestspritzen, die sich sterilisiren lassen sollen, sind nicht zu empfehlen, da der Asbest sich ziemlich schnell bei jeder Reinigungsprozedur zerfasert.

In neuerer Zeit sind aber Spritzen mit Gummibelag und solche ganz aus Metall — beide Arten sollen das Kochen aushalten — konstruirt worden. — Zu den das kochende Wasser nicht vertragenden Gegenständen gehören vor allem aber fast alle weichen und mittelweichen Katheter-Arten, mit Ausnahme der Nélaton und Jacques - Patent - Katheter, welche beiden letzteren Sorten sich in kochendem Wasser sterilisiren lassen, obwohl sie allerdings nach und nach auch leiden.

Bei denjenigen Kathetern, welche nicht durch kochendes Wasser desinficirbar sind, ist der Hauptwerth auf absolute Sauberkeit, auf gründliches Abreiben, sehr oft zu wiederholendes Durchspritzen,*) überhaupt auf allernachdrücklichste mechanische Reinigung zu legen.

Von der grössten Wichtigkeit ist es aber natürlich in Bezug auf diese nicht sicher keimfrei zu machenden Gegenstände, dass man sie, wenn sie einmal durch septische Stoffe verunreinigt worden sind, womöglich gar nicht mehr bei intakten Körpergeweben in Anwendung bringt.**)

Nahtmaterial.

Im Allgemeinen wird Seide zur Naht verwandt. Der sehr viel billigere Zwirn,***) vor einigen Jahren von Neuem empfohlen, hat sich, obschon recht brauchbar, doch keinen rechten Eingang verschaffen können; seine Festigkeit leidet

---

*) Das Durchspritzen mit Alkohol oder warmem Wasser wird übrigens von den meisten dieser Katheter auch nicht vertragen. Weniger schädigend auf die Stoffe wirken Karbol und Sublimat.

**) Grosser Werth muss gerade bei diesen Objecten darauf gelegt werden, gewisse Schmutzreservoirs schon bei der Construktion zu vermeiden. Hierzu gehört, dass die Katheter ohne todten Raum am Schnabel angefertigt werden.

***) Sogenannter Marschallzwirn soll der geeignetste sein.

übrigens mehr als Seide bei den verschiedenen Präparirungs-
methoden, besonders aber beim Liegen in den antiseptischen Lösungen.

Die Sterilisirung der Seide wird heute in der aller-
verschiedensten Art vorgenommen. Kochendes Wasser,
Wasserdampf, trockene Hitze, sowie die chemischen
Verfahren sind in Anwendung.

Sicherlich sind die physikalischen Sterilisationsmethoden,
da sie bei der Seide gut durchführbar sind, auch diejenigen, von denen Gebrauch gemacht werden soll.

Unter diesen physikalischen Methoden ist das Auskochen in Wasser für die Seide zu bevorzugen. Eben-
sowohl seiner grossen und absolut sicheren Wirksamkeit
halber, als wegen seiner Einfachheit, kann dies Verfahren
für Seide nicht genug empfohlen werden.

Die vielfach übliche und sehr angepriesene Sterilisation
im strömenden Wasserdampfe müsste vor jeder Operation
wiederholt werden. Da nämlich bei dieser Methode die
Seide in trockenem Zustande aufbewahrt wird, so würde
ich nie die betreffenden Behälter für genügend sicher
gegen Staub halten, um nicht die Prozedur vor jeder
Operation von neuem anzurathen.*)

Unter diesen Umständen ist es aber einfacher und
besser, die Seide in Wasser auszukochen; 5—10 Minuten
genügen; der Sicherheit halber und weil die Seide keinen
Schaden nimmt, kann jedoch dieser Akt auf 1—2 Stunden ausgedehnt werden.

Ebenso wie bei der Instrumentensterilisation ist darauf
zu achten, dass das Wasser ordentlich kocht.

Die so präparirte Seide lässt sich sehr gut in Lösungen
chemischer Desinficientien conserviren. Obschon ich
sonst — wie dem ja oft genug in dieser Schrift Ausdruck
verliehen ist — nicht für die Anwendung der chemischen

---

*) Von der Sterilisation der Seide in gespanntem Wasserdampfe
wird aus der Kocher'schen Klinik berichtet, dass das Material bei
längerer Zeit brüchig, bei kürzerer aber nicht keimfrei geworden wäre.

Desinficientien in der Wundbehandlung bin, kann ich doch in dieser Aufbewahrung des Nahtmaterials innerhalb antiseptischer Lösungen keinen Schaden erblicken. Bei der Anwendung solcher Seide kommen doch nur minimale Mengen der Desinficientien mit der Wunde in Berührung, und ausserdem ist es Jedem unbenommen, vor dem Gebrauch die Seide in sterilisirtem Wasser abzuspülen.

Die Seide ist also in Wasser oder (was als noch sicherer angesehen wird) in 5%iger Carbolsäurelösung zu kochen und alsdann in 3%iger Carbollösung aufzubewahren.

Speziell diese Art liefert eine, ganz abgesehen von der Keimfreiheit, auch sonst sehr brauchbare, besonders auch sehr feste Seide.*)

Befürchtet man, dass die Seide beim Einkaufe nicht ganz sauber war, so kann man dieselbe zunächst, also noch vor dem Kochen, 24 Stunden in Schwefeläther liegen lassen.

Am Anfange der ganzen Prozedur ist die Seide auf Glasspulen aufzuwickeln; sehr geeignet sind auch Garnwickler; ebenso Objectgläser mit stumpfen, abgeschliffenen Kanten.

Wichtiger als worauf man die Seide wickelt, ist es, sie nur in dünner Lage zu wickeln; sonst könnte es passiren, dass die innersten Lagen den Sterilisationsprozeduren nicht genügend unterliegen.**)

Zum Aufbewahren der in der 3%igen Carbollösung liegenden Seide giebt es ganz praktische Glasgestelle, innerhalb welcher sich die Seide, auf um ihre Axe drehbare Spulen aufgewickelt, befindet (s. Fig. 8).

---

*) Ich halte gerade diese Carbolseide auch für besser als die mit Sublimat präparirte.

**) Deshalb sind eigentlich am meisten zu empfehlen Spulen, deren Wickeltheil nicht massiv ist, sondern nur aus einzelnen, viel Raum zwischen sich lassenden Stäbchen besteht. Die Hitze resp. das Antisepticum dringt alsdann besser auch in die inneren Schichten der aufgewickelten Seide hinein. (Schimmelbusch.)

Die Enden der Fäden stecken, damit sie leicht aufgefunden werden können, in einer durchlöcherten Platte.
Die Behälter müssen so eingerichtet sein, dass die durch-
löcherte Glasplatte mit den Fadenenden sich noch innerhalb der Lösung befindet.

Von der Beschreibung der Apparate, die zur Sterilisirung
der Seide im strömenden Dampfe und gleichzeitig zur
Aufbewahrung des in dieser Weise keimfrei gemachten
Materials dienen, sehe ich ab, da ich, wie schon bemerkt,
die hier geschilderte Methode für brauchbarer halte. —

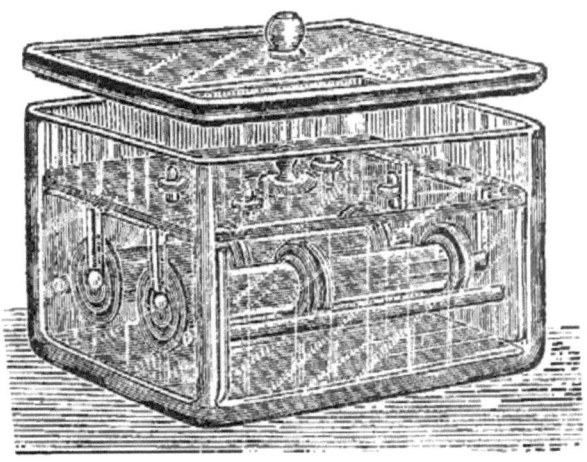

Fig. 8.

Von andersartigem Nahtmaterial kommt nur noch in
Betracht: 1. Silberdraht für Knochennähte; derselbe wird
vor der Anwendung ausgekocht; und 2. ein Material,
das sicherlich bei manchen Operationen (Hasenscharte,
Scheidenplastik) Anwendung verdient: Silkwormgut. Es
lässt sich leicht sterilisiren. Der Vortheil dieses Silkwormgut
liegt darin, dass es nicht analog der Seide auf dem Wege
der Capillarität Stoffe, die als Verunreinigungen auf die
Oberfläche der Wunde gelangen, in die Tiefe leitet.
Daher seine unzweifelhafte Brauchbarkeit bei den genannten und ähnlichen Operationen, obschon es sich
schlechter als Seide knoten lässt.

Catgut.

Catgut wird aus den äusseren Schichten des Schafs-
darmes hergestellt.

Diese Bezugsquelle deutet darauf hin, dass exacte
Sterilisationsprozeduren nöthig sind, um das Material für
die Wundbehandlung brauchbar zu machen.

Da immer wieder Zweifel an der Möglichkeit, das
Catgut mit absoluter Sicherheit keimfrei zu machen, auf-
tauchen, wird es von manchen Chirurgen perhorreszirt
und durch Seide ersetzt.

Das ist auch ganz gut angängig, insofern sehr wohl auch
mit Seide die Gefässe unterbunden werden können. Nur
wird man, falls der Verlauf einmal sich nicht ganz aseptisch
gestaltet, viel eher als bei Anwendung von Catgut es erleben,
dass nachträglich die Seiden-Ligaturen ausgestossen werden.

Das ist der Grund, weswegen man das Catgut doch
nur ungern vermisst.

Was nun die Sterilisirung desselben anbetrifft, so
lässt es sich leider weder in Wasser kochen, noch dem
strömenden Dampfe aussetzen: bei beiden Prozeduren
zerfasert und zerfällt es.

Hingegen sind immer wieder Versuche gemacht worden,
das Catgut mittelst trockener Hitze keimfrei zu machen.
Hierbei war es schwer, einerseits eine genügend hohe
Temperatur konstant zu erhalten, andrerseits das Material
nicht zu schädigen. Braatz ist es gelungen, durch die
Anwendung eines, den heissen Luftraum umgebenden
Oelbades und eines eigenthümlichen Wärmeregulators,
dieser Schwierigkeiten Herr zu werden. Bei der Zu-
verlässigkeit des Autors kann nicht daran gezweifelt werden,
dass das Verfahren genügend sicher in Bezug auf die
Abtödtung aller Keime ist. Anderer Chirurgen Berichte
über diese Art der Catgutsterilisation liegen, so weit ich
mich habe orientiren können, bis jetzt nicht vor. Jedenfalls ist die Prozedur nicht ganz einfach, und erheischt
einen nur diesem Zwecke dienenden Apparat.

Es erscheint deswegen rathsam, bis auf Weiteres bei der chemischen Desinfektion des Catguts zu verharren. Ganz ausserordentlich viele solcher chemischen Verfahren sind angegeben worden. Ich möchte den Leser nicht mit der Aufzählung derselben ermüden. Hervorzuheben ist nur, dass prinzipiell alle Methoden verworfen werden müssen, welche mit einem in Oel, Glycerin oder dergleichen gelösten Antisepticum arbeiten. Denn diese letzteren sind in Oel und ölähnlichen Substanzen nahezu oder ganz wirkungslos. (Koch.)

Als ein, wie ich vielfach erfahren habe, ganz sicheres Verfahren der Catgutsterilisirung empfehle ich das folgende, welches ausserdem noch den sehr grossen Vorzug hat, dass das Material fest bleibt.

Das roh bezogene Catgut kommt 2 Mal je 1 Stunde*) in eine (beim 2. Male natürlich zu erneuernde) grosse Portion Aether und wird mit einer Pincette darin vielfach hin und her bewegt.

Hierauf wird das Catgut in sterilisirtem Wasser abgespült und nachher für 12 Stunden in eine 1 $^0/_{00}$ge wässrige Sublimatlösung (von destillirtem und sterilisirtem Wasser) gelegt.

Alsdann kommt das Catgut 2 Mal je 4 Tage in eine Lösung: 0,5 Gramm Sublimat, 80 Gramm Alkohol, 20 Gramm sterilisirtes destillirtes Wasser; (beim 2. Male ist auch diese Lösung natürlich zu erneuern).

Aus dieser Lösung wird es herausgenommen, um in 0,05 Sublimat zu 80 Gramm Alkohol und 20 Gramm destillirtem sterilisirtem Wasser aufbewahrt zu werden.

Aehnlich wie die Seide wird das Catgut auf Spulen, die natürlich ganz rein sein müssen, gewickelt. Auch für das Catgut gilt natürlich die Regel, es nicht in zu dicker Schicht aufzurollen, weil sonst die Antiseptica möglicher

---

*) Es ist angegeben worden, diesen Aufenthalt in Aether länger auszudehnen; ich glaube aber, dass alsdann die Haltbarkeit des Catguts leidet.

Weise nicht bis in die innersten Reihen zu dringen im
Stande sind.

Bezüglich der Gefässe, in welchen Catgut aufzubewahren ist, ist das Nämliche wie bei der Seide zu sagen.

Drains.

Die Gummi-Drains, (deren Anwendung übrigens, wie
ich später auseinandersetzen werde, eine recht seltene
sein soll), werden am besten durch 5 Minuten langes
Kochen in Wasser sterilisirt und in 5% iger Carbolsäurelösung aufbewahrt.

Schwämme.

Die keimfreie Herstellung der Schwämme ist ein
Kreuz, allerdings nur für diejenigen, die dieselben nicht
entbehren wollen.

Bei der Anwendung der physikalischen Sterilisationsmethoden werden die Schwämme unbrauchbar.*)

Ich habe im Anfange dieses Capitels bei der Beschreibung der Gazesterilisation schon darauf hingewiesen,
dass und wodurch sich Schwämme ersetzen lassen. Ich
verweise auf diese Stellen (S. 63).

Dort ist aber auch schon angegeben, dass unter
gewissen Bedingungen der Wunsch nach Schwämmen
immer wieder rege wird.

Jedenfalls möchte ich hier die Art, die in der
Billroth'schen Klinik zur Vorbereitung der Schwämme
üblich ist, folgen lassen. Ich citire wörtlich nach den
v. Hacker'schen Mittheilungen über die antiseptische
Wundbehandlung in Billroth's Klinik.**)

Man wird ersehen, dass die Prozedur recht umständlich

---

*) Bei der Heissluftsterilisation lässt sich die Brauchbarkeit der
Schwämme wahren, wenn gewisse, aber recht schwer innezuhaltende
Cautelen beobachtet werden.
**) Leipzig und Wien. Franz Deuticke 1890.

ist, und wird sich also doppelt bemühen, mit Gazetupfern auszukommen:

„Die gekauften Schwämme*) werden zuerst vom Sande gereinigt, dann gebleicht und desinficirt.

1. Reinigung vom Sande. Dazu müssen die trockenen Schwämme so lange zwischen Tücher oder Calicotlagen mit einem Holzschlägel ausgeklopft werden, bis keine Sandtheile mehr darin sind. Dann werden sie wiederholt in lauwarmem gekochten Wasser ausgedrückt (in heissem schrumpfen sie zu stark).

2. Bleichen derselben. Die vom Sande befreiten Schwämme werden in einer (1:1000) Lösung von Kali hypermanganicum crystall. in reinem kalten Wasser, die nach ca. 12 Stunden einmal erneuert wird, durch 24 Stunden liegen gelassen, dann in gekochtem lauen Wasser ausgewaschen, hierauf in eine (1:100) Lösung von Natron subsulphurosum gebracht, welcher der fünfte Theil derselben Quantität einer (ca. 8:100) Lösung von concentrirter Salzsäure zugesetzt wird. Hier bleiben die in einzelnen Partien eingetragenen Schwämme, während sie mit einem Holzstabe gut herumbewegt werden, nur durch einige Minuten, bis sie weiss werden. Zu langes Liegenlassen darin macht sie mürbe und zerreisslich. Dann werden sie in Wasser wieder ausgewaschen und bleiben etwa 3 Tage in beständig fliessendem Wasser.

Für ca. 25 Schwämme benöthigt man etwa 5000 Gramm Natron subsulphurosum - Lösung und 1000 Gramm Salzsäurelösung.

3. Desinfection. Um die trockenen, durch diese Manipulationen noch keineswegs unschädlich gemachten Sporen erst nach der Aufkeimung zu zerstören, werden dann die Schwämme durch 3—5 Tage in laues Wasser gelegt, an einen warmen Ort (35—38° C.) gestellt; das Wasser wird täglich gewechselt. Dann erst kommen sie in 5% ige Carbolsäurelösung, die nach 2 Tagen noch

---

*) Es müssen sogenannte Levantiner Schwämme feinster Sorte sein.

einmal gewechselt wird. In dieser bleiben sie nun bis
zum Gebrauche; alle 14 Tage wird die Carbolsäure
erneuert. Bevor die so vorbereiteten Schwämme verwendet werden, müssen sie mindestens 14 Tage in
Carbolsäure gelegen haben. Unmittelbar vor der
Operation werden sie gut ausgedrückt, in 1:3000 Sublimatlösung gegeben und aus dieser gereicht. Frisch gekaufte
oder trockene Schwämme werden nie gebraucht, auch
dürfen sie während der Operation nie längere Zeit an
der Luft liegen bleiben, sondern werden, wenn sie blutig
geworden sind, erst in Wasser ausgewaschen und sogleich
wieder in die Sublimatlösung gelegt und daraus, nachdem
sie ausgedrückt wurden, gereicht. Nach Operationen an
frischen Wunden werden die gebrauchten Schwämme,
bevor sie wieder in 5%ige Carbolsäurelösung gelegt werden, 1—2 Tage in fliessendem Wasser durchgeschwemmt,
sorgfältig von allen Blutcoagulis und Fett befreit, (zu
letzterem Zweck am besten durch einige Stunden in ge-
sättigter Sodalösung liegen gelassen). Solche Schwämme
können dann 6—10 Tage nach dem Gebrauch wieder
verwendet werden; an der Klinik kommen sie meist erst
nach 14 Tagen bis 3 Wochen wieder in Gebrauch.

Die Schwämme liegen in eigenen Gläsern, die mit
eingeriebenen Deckeln geschlossen sind. Jedes Glas
trägt unten (nicht am Deckel) an einer fixen Tafel
den letzten Gebrauchstag, den Tag der Einlegung in
Carbolsäure und des Wechsels derselben verzeichnet. Die
Gläser sind in Kästen abgesperrt. Die Gebarung damit
ist einem der Assistenten anvertraut." —

Aber selbst diese Methode reicht nicht etwa aus, um
bei inficirten Wunden gebrauchte Schwämme mit Sicherheit keimfrei zu machen. Deswegen sollen alle mit
septischen Stoffen in Berührung gekommenen Schwämme
vernichtet werden. —

Ein wesentlich einfacheres, als dies in der Billroth'-
schen Klinik übliche Verfahren, hat Schimmelbusch neuerdings angegeben.

Der Hauptpunkt ist der, dass die vorher sehr gut
gereinigten Schwämme statt in kochendes Wasser, (welches,
wie schon bemerkt, nicht vertragen wird,) in bis auf
80—90° erhitzte 1% ige Sodalösung während $\frac{1}{2}$ Stunde
gelegt werden.

Als ich diese Methode versuchte, schien es mir, dass
die Schwämme nach Ausführung derselben sich sehr viel
leichter zerreissen liessen und somit an Brauchbarkeit
eingebüsst hatten.

Chemische Antiseptica und Spül-Flüssigkeiten.

Umfassendere und exactere Vorstellungen über das
Wesen der Infection, sowie die Kenntniss der Mittel, um
dieselbe zu verhüten, haben die chemischen Desinficientien
in der Chirurgie immer mehr in den Hintergrund treten
lassen.

Ich müsste alles das, was in Bezug auf die Prinzipien
der Prophylaxe schon zu vielfachen Erörterungen in dieser
Schrift Veranlassung gegeben hat, hier wiederholen, sollte
näher eingegangen werden auf diese Verdrängung der
eigentlichen Antiseptica.

Zudem werden wir in den kommenden Capiteln (bei
Gelegenheit der Darstellung der eigentlichen Wundversorgung, vor allem auch bei der Frage, welche Behandlung bei inficirten Wunden Platz greifen soll) noch
oft davon zu reden haben, eine wie grosse Einschränkung
im Gebrauch von Carbol, Sublimat etc., besonders in
Bezug auf die früher so verschwenderisch angewandten
Spülungen, geboten ist.

So ist das Wirkungsfeld der chemischen Desinficientien
in der Chirurgie immer enger umgrenzt worden. Es
erstreckt sich eigentlich nur noch auf die Vorbereitung
einiger in der Wundbehandlung nicht zu umgehenden
Materialien, welche aus verschiedenen Gründen den
physikalischen Sterilisationsmethoden nicht zugänglich sind:
hier machen wir auch heute noch mit Vortheil vom

Carbol und Sublimat Gebrauch. (Ich verweise auf das
beim Catgut, bei den Schwämmen und bei der Aufbewahrung der Seide Gesagte.) — —

Sind die Chemikalien nun zwar für die Wundbehandlung im engeren Sinne des Wortes ausser Kurs gesetzt,
so liegt es mir doch fern, zu behaupten, dass die Kenntniss der vielen, in unserer Wissenschaft bisher immer nur
unter dem Gesichtspunkt der Antiseptik betrachteten
Mittel etwa überflüssig ist. Die Rolle dieser Mittel ist
aber zweifelsohne nicht die, dass wir sie bei frischen
Wunden zum Zwecke einer präventiven Desinfection
anzuwenden haben. Auch als eigentliche Desinfections-
mittel septischer Wunden möchte ich sie nicht gelten
lassen. Bei anderen Gelegenheiten aber, da, wo es sich
z. B. darum handelt, Schleimhautkatarrhe zu beschränken,
schlaffe, schlecht aussehende Granulationen anzuregen,
Wunden ohne Heilungstendenz zu verbessern, — überall
da wird sicherlich die Kenntniss aller und auch der in
Rede stehenden chemischen Heilmittel keinem Arzt
mangeln dürfen; doch will es mich bedünken, als ob,
vielfach wenigstens, für diese Zwecke die alten guten
sogenannten Adstringentien (in erster Linie Argentum
nitricum) auch heute noch leistungsfähiger sind, als alle
neuerfundenen Antiseptica. Mir scheint, wir gelangen
gerade in diesen Dingen auf den Standpunkt der alten
Chirurgie zurück, und thun gut, einem jungen Arzt, der
torpide Geschwüre, jauchige Katarrhe, nässende Flechten
und ähnliche Affektionen zu behandeln bekommt, anzurathen, dass er diese Behandlung wieder mit Höllenstein
und Kampferwein, statt mit Carbol und Sublimat versuchen möge.

Jedenfalls sind die Chemikalien, denen quoad Keim-
vernichtung der grösste Werth zuzuerkennen ist, zu gleicher
Zeit nicht auch diejenigen, welche in Bezug auf Verbesserung, Beschränkung, überhaupt in Bezug auf die
Umstimmung von Granulationen das Meiste leisten; sondern ganz andere, von Alters her bekannte Mittel spielen

hinsichtlich dieser Dinge immer noch die Hauptrolle, und, obwohl nicht Antiseptica im engeren Sinne des Wortes, bewirken diese letzteren dennoch, dass jauchende Geschwüre sich zu gut granulirenden Wunden umbilden. — — Nur muss man diese Mittel anzuwenden verstehen. — Aber das Alles gehört nicht mehr in eine Anleitung zur aseptischen Wundbehandlung hinein. —

Zum Zwecke der Wundspülung bedienen wir uns also in den Fällen, in denen eine solche wünschenswerth erscheint, des Wassers.

Noch schonender und noch weniger different als Wasser wirkt eine $7^0/_{00}$ge Kochsalzlösung; und dieser soll wiederum noch vorzuziehen sein eine Lösung 7,5 Kochsalz und 2,5 Soda auf 1000 Wasser.

Das Wasser einer mit guten Filtriranlagen arbeitenden Wasserleitung ist gewöhnlich auch frei von für die Wunden pathogenen Stoffen.*) Es ist indessen durch die vielfachen Erörterungen über die Trinkwasserverhältnisse bei Gelegenheit der letzten Choleraepidemie genügend bekannt geworden, wie verschieden gut resp. schlecht die einzelnen Leitungen sind, und wie grossen Differenzen in Bezug auf Reinheit das Wasser ein und derselben Leitung unterworfen ist, je nachdem die Filtriranlagen augenblicklich genügend oder nicht genügend functioniren. Tritt in Zukunft vielleicht statt der heute in den meisten Städten vorhandenen Flusswasserleitungen eine Versorgung mit aus grosser Tiefe heraufgeführtem Grundwasser**) ein, so könnten wir — Reinheit der Leitungsröhren vorausgesetzt — dasselbe unbedenklich auch für die Wunden anwenden. Vorläufig indessen empfiehlt es sich jedenfalls, Wasser

---

*) Staphylococcen verschiedener Art sind öfters im Wasser gefunden worden. Streptococcen eigentlich mit Sicherheit erst in einem neuerdings beschriebenen Falle.

**) Grundwasser ist viel keimfreier als Flusswasser; tiefes Grundwasser enthält überhaupt keine Mikroorganismen. Die Erdschichten, die dasselbe zu passiren hatte, haben den Filter gebildet.

oder die oben genannten indifferenten Kochsalz- und Sodalösungen für unsere Zwecke nur in sterilisirtem Zustande anzuwenden.

Die Sterilisirung des Wassers und besonders dieser Lösungen ist eine sehr einfache. $^1/_4$ Stunde langes Kochen (im Nothfalle genügen auch 5 Minuten) ist hinreichend,

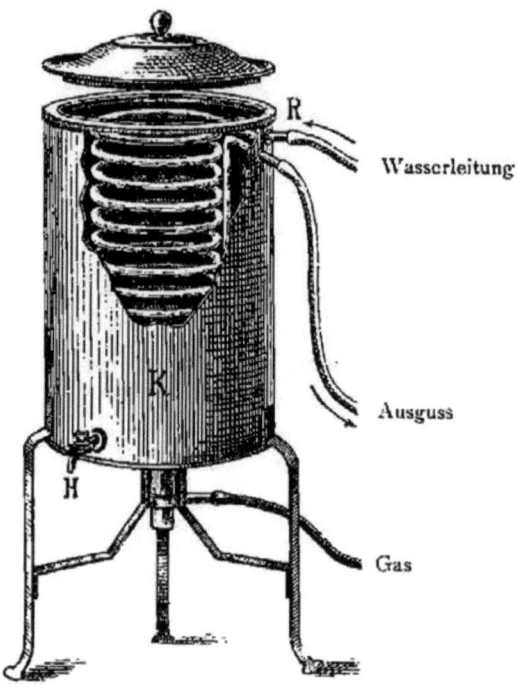

Fig. 9. Wassersterilisator mit Abkühlungsvorrichtung (nach Fritsch).

um alles von Mikroben, was schädigend auf die Wunde wirken könnte, unbedingt zu vernichten. Grob verunreinigtes Wasser ist zuvor zu filtriren.

Grössere Mengen solcher sterilisirten Lösungen sind bei der heutigen Art zu operiren nicht mehr nöthig; im Wesentlichen ist nur zur letzten Reinigung der Hände des Operateurs und zur Vorbereitung des Operationsfeldes einiger Vorrath erwünscht.

Es ist für diese Zwecke vollkommen ausreichend, sich vor jeder Operation Wasser in einem genügend grossen, reinen Gefässe abzukochen und dann abkühlen zu lassen. Wer indessen viel operirt, bedient sich praktischer Weise des von Fritsch angegebenen Wassersterilisators,*) innerhalb dessen sich eine sogenannte Kühlschlange befindet, um das zum Zwecke der Sterilisirung erhitzte Wasser für den sofortigen Gebrauch abzukühlen (s. Fig. 9).

Der Apparat Fig. 9 besteht aus einem mit Deckel versehenen Kessel K, in welchem das Wasser abgekocht wird.**) Ein Rohr R, welches mit der Wasserleitung in Verbindung steht, durchzieht diesen Kessel K in mehrfachen, schlangenförmigen Windungen, um schliesslich den Kessel K wieder zu verlassen und in einen Ausguss zu münden. Sobald das Wasser im Kessel K 5 Minuten lang gekocht hat, lässt man kaltes Wasser aus der Wasserleitung durch das schlangenförmig gewundene Rohr R durchlaufen. Hierdurch wird das heisse Wasser des Kessels K schnell abgekühlt und kann jetzt, fertig zum Gebrauch als abgekühltes sterilisirtes Wasser durch einen Hahn H am Boden des Kessels K entnommen werden.

Bei Gelegenheit der letzten Choleraepidemie ist von Werner von Siemens ein Apparat konstruirt worden, dessen Aufgabe ebenfalls ist, Wasser zu sterilisiren und alsdann abzukühlen. In sinnreicher Weise wird in diesem Apparat die Hitze des abströmenden, fertig sterilisirten und nunmehr abzukühlenden Wassers dazu benutzt, um das immer von Neuem in den Apparat fliessende kalte und noch nicht sterilisirte Wasser schon erwärmt dem Kessel zuzuführen, in welchem es alsdann gekocht wird, um beim Abfliessen nach beendeter Sterilisation seine Hitze wieder an das neu zukommende abzugeben — ein Spiel, welches

---

*) Centralblatt für Gynäkologie 1890. No. 10.
**) Das Wasserstandsrohr des Fritsch'schen Apparates lasse ich der Einfachheit halber fort. — In der Zeichnung ist ein Stück der Vorderwand des Kessels K herausgebrochen, um das Innere zu zeigen.

sich immer von Neuem wiederholt. Natürlich wird durch. diese Einrichtung der Verbrauch an Heizmaterial verringert, was für die Beschaffung von keimfreiem Trinkwasser im Grossen sicher in Betracht kommt. Für unsere chirurgischen Zwecke ist indessen, wie ich glaube, der oben abgebildete Fritsch'sche Apparat bequemer. —

Das sterilisirte Wasser soll nur im Nothfalle durch Lösungen von chemischen Desinficientien ersetzt werden.

Hierbei merke man sich aber, dass die schwächeren, milderen Antiseptica wie Bor, Salicyl, Thymol etc., in Wasser aufgelöst, das letztere durchaus nicht keimfrei zu machen im Stande sind; und was die Carbol- und Sublimatlösungen anbetrifft, so ist die Keimfreiheit ihrer wässrigen Solutionen erst verbürgt, wenn dieselben genügend lange ($^1/_4$ Stunde bis 24 Stunden) vorher bereitet sind.

Vom Sublimat wäre noch besonders zu erwähnen, dass es in seinen wässrigen Lösungen mit Kochsalz (ana) versetzt werden muss, weil sonst aus chemischen Gründen das Sublimat allmählich unwirksam wird. Dieser Nothwendigkeit tragen die allgemein üblichen Angerer'schen Sublimatkochsalzpastillen Rechnung. Uebrigens halten sich selbst mit diesen Pastillen bereitete Sublimatlösungen nicht während längerer Zeit. (In grünen Gläsern bedeutend länger als in weissen.) — —

Die keimfreie Herstellung der subcutan einzuverleibenden Medicamente müsste natürlich Sache des Apothekers sein.

Indessen scheint der Sterilisationsgedanke bis zu den Apotheken noch nicht gedrungen zu sein; wenigstens hat man in diesen Instituten eine herzlich mangelhafte Vorstellung von allen einschlägigen Verhältnissen, und macht auch wenig Miene, sich um diese Dinge kümmern zu wollen. So müssen wir dies schon selbst thun.

Der beste Rath ist der, dass man dem Apotheker vorschreibt, solche zur subcutanen Injection dienenden

Lösungen nicht nur mit Aq. dest. herzustellen, sondern mit Aq. dest. sterilisata, d. h. mit destillirtem Wasser, welches während 5 Minuten die Temperatur von 100⁰ C. gehabt hat. Uns bleibt alsdann die Verpflichtung, solche Lösungen stets in möglichst frischem Zustande zu verwenden. Wie weit ein Zusatz von einigen Tropfen concentrirter Carbolsäurelösung die Keimfreiheit der Flüssigkeiten beim Aufbewahren garantirt, ohne doch dabei das Medicament chemisch zu alteriren, bin ich nicht in der Lage anzugeben. — Nachträgliches Aufkochen schon fertiger Lösungen ist nur erlaubt, wenn man sicher ist, dass durch Erhitzung keine chemischen Umsetzungen eintreten. — —

Auf nicht geringe Schwierigkeiten stossen wir bei der Sterilisirung eines Mittels, welches, wie wir später noch zu erläutern haben werden, unter gewissen Verhältnissen in der Wundbehandlung eine grosse Rolle spielt, nämlich des Jodoforms.

Es ist nachgewiesen, dass das Jodoform sich selbst nicht gegen Verunreinigungen mit Mikroben zu schützen im Stande ist. Die dagegen empfohlene Auswaschung mit Sublimatwasser schien mir bei der nachher nothwendigen Abfiltrirung sich nicht ganz einfach zu gestalten. Am besten vermeidet man wohl bacterielle Verunreinigungen, wenn man sich eines auf elektrolytischem Wege frisch dargestellten Präparates bedient.

Wünscht man, wie das ja zur Behandlung tuberculöser Affectionen heute sehr oft nöthig ist, eine keimfreie Lösung von Jodoform in Oel zu haben, so ist es am gerathensten, Oel während längerer Zeit zu kochen, und nachher erst das durch Elektrolyse frisch gewonnene Jodoform darin zu vertheilen. Beides zusammen nämlich, Oel in Jodoform lässt sich einerseits schwer durch Hitze ohne gleichzeitige Zersetzung des Jodoforms sterilisiren; andererseits aber, selbst wenn es gelingt, dieser Zersetzung aus dem Wege zu gehen, dürfen wir entsprechend dem, was über die so wenig sichere Sterilisirung von innerhalb öliger Stoffe befindlichen Gegenständen bekannt ist, kaum annehmen, dass verunreinigtes Jodoform, in Oel bereits suspendirt, sich überhaupt in wirksamer Weise desinficiren lässt. — —

Dass Salben, wenn sie auf frische Wunden kommen sollen, rein sein müssen, ist selbstverständlich. (Vaselin, das z. B. bei eintretenden Eczemen direkt auf die Wunde und deren Umgebung zu bringen ist, lässt sich ganz gut, am besten in einem Emaille-Tiegel, längere Zeit kochen.)

Vielleicht darf ich noch das Penghawar-Yambee erwähnen, eine Pflanzenfaser, die in den sehr seltenen Fällen, in welchen ein Stypticum nothwendig wird, allen anderen vorzuziehen ist. Es werden einzelne Fasern oder Stücke bis zu Pflaumengrösse, event. mit jodoformirter Gaze umwickelt, verwandt. Das Material lässt sich im strömenden Dampfe gut sterilisiren.

CAPITEL VII.

Die Desinfection der Hände und des Operationsfeldes.

Die besondere Stellung, welche die Vorbereitung des Operationsfeldes sowohl wie die der Hände des Operateurs einnimmt, ist dadurch gegeben, dass beide Objekte als Theile des lebenden menschlichen Körpers den physikalischen Sterilisationsmethoden gar nicht, den chemischen nur sehr bedingt zugänglich sind. Von der Natur aber reichlich mit der Möglichkeit ausgestattet, Mikroben aller Art, auch solchen pathogener Natur, zum Aufenthalte zu dienen, ist die Haut, sowohl die des Operateurs als die des Operationsfeldes, bei der intimen Berührung, in welche sie mit den Wunden kommt, nur zu oft in der Lage, von ihrer Oberfläche aus Mikroorganismen in die Tiefe zu übertragen.

Vorbereitung der Hände.

Besonders die Hände des Chirurgen haben in früheren Zeiten ungezählte Male das septische Gift Wunden mitgetheilt, welche ohne „Kunsthülfe" wahrscheinlich einer schnellen Heilung entgegengegangen wären. Es wäre Ueberhebung, wollten wir nicht zugestehen, dass auch heutigen Tages der Eintritt von Sepsis bei einer nicht kleinen Anzahl von Fällen in Zusammenhang zu bringen ist mit den Händen des Arztes, — selten, vielleicht nie

bei guter Desinfection, — recht oft aber bei mangelhafter
Vorbereitung des Hände, wie sie leider, um die Wahrheit
zu gestehen, unter so vielen Aerzten noch Gang und
Gebe ist. Ganz besonders der Glaube, dass etwas Umher-
plätschern mit den Händen in Carbolwasser genügt, um
eine gute Desinfection derselben zu erzielen, — ganz
besonders dieser Glaube, herstammend aus der Anfangszeit der ursprünglich doch recht mangelhaften Antisepsis,
hat viel Unheil angerichtet und richtet es noch alle
Tage an.

Solches Gebahren, wie das Eintauchen der Hände für
ein paar Sekunden in Carbol- oder Sublimatwasser, hat
so gut wie gar keine Wirkung. Die chemischen Antiseptica sind recht gute Conservirungsmittel (daher ihre Anwendung bei der Aufbewahrung von Seide und Catgut),
aber durchaus keine brauchbaren, oder richtiger gesagt,
keine sehr schnellen Desinficientien. Nach dem Urtheile
einiger Forscher entfaltet das Sublimat seine volle bac-
terientödtende Wirkung erst nach Verlauf von mehreren
Stunden; jedenfalls stimmen alle Beobachter darin überein,
dass mindestens $1/4$ Stunde vergehen muss, um das Sublimat
selbst unter so günstigen Bedingungen, wie sie innerhalb
einer wässrigen Lösung gegeben sind, zur vollen Wirkung
kommen zu lassen. Aehnliches trifft für die Carbolsäure
zu, bloss dass diese letztere gerade in Bezug auf die
Schnelligkeit ihrer Leistung noch hinter den entsprechenden Sublimatlösungen sehr zurücksteht. 5% ige Carbolsäure
tödtet Milzbrandsporen resistenterer Art noch nicht einmal
nach Ablauf von 40 Tagen.

Hiernach möge man es ermessen, von welchem Werthe
es ist, wenn vor dem Beginn einer Operation sich der
Arzt durch Hineinfassen in das so beliebte Carbolwasser
rüstet.

Nicht ganz reine Hände vorausgesetzt, ist überhaupt
jeglicher Versuch, dieselben durch chemische Mittel desinficiren zu wollen, nutzlos. Verunreinigungen aller Art,
besonders aber Fette, also auch Hauttalg, gewähren den

Mikroben Sitze, in welchen sie zumal für die chemischen Desinficientien unangreifbar sind.

Die mechanische Säuberung muss demnach den ersten Akt jeglicher Händedesinfection darstellen.

Dieses Waschen der Hände ist eine kleine Kunst, die nicht jeder in gleich vollkommener Weise und nicht jeder in gleich kurzer Zeit auszuüben im Stande ist.

Kein Theil der Hand (und bei grösseren Operationen auch des Unterarmes) soll vernachlässigt werden. Ausgekochte oder wenigstens ganz reine Bürsten, am besten die ganz billigen Wurzelfaserbürsten, müssen ihre Schuldigkeit thun, um das ganze Verfahren zu einem viel gründlicheren als eine gewöhnliche Waschung es ist, zu stempeln. Man bediene sich guter Seife, womöglich, um die Hautfette recht schnell zu lösen, solcher mit überschüssigem Kali, also z. B. der Schmierseife; aber auch Mandel- und gute Glycerinseife sind brauchbar; die Hauptsache ist jedenfalls nicht die Art, sondern die ausgiebige Anwendung der Seife.

Ganz besondere Sorgfalt beanspruchen die Fingernägel und deren Umgebung. Die meisten Gefahren birgt der Raum zwischen freiem Nagelrand und Fingerbeere. Er ist stärker als alle anderen Theile der Hand zu bearbeiten; zu diesem Zwecke speziell angegebene Instrumente sind überflüssig; ein stumpfes Scalpell thut die besten Dienste. Die Nägel müssen kurz getragen werden. Auch die Gegend des Nagelfalzes soll im besonderen vorgenommen werden.

Ein unbedingtes Erforderniss ist die Anwendung warmen Wassers, welches sehr viel mehr als kaltes leistet in Bezug auf die Erweichung und also auch in Bezug auf die Fortschaffung der obersten, immer mit Mikroorganismen durchsetzten Epidermisschichten.

Gewährt nach einer in diesem Sinne vorgenommenen Waschung mit warmem Wasser, Seife, Bürste, noch irgend etwas anderes, etwa die Hinzufügung einer Alkohol- oder

Sublimatwaschung, ein plus an Sicherheit? Dieser Frage ist durch Experimente und Untersuchungen so oft und von so vielen Seiten schon näher getreten worden, dass bereits eine kleine Literatur über das Thema existirt. Es ist nicht ganz leicht, den Sinn der nicht ganz gleichmässigen Untersuchungsergebnisse herauszufinden und sich klar darüber zu werden, was gründliches Händewaschen allein, was Alkohol, was Desinficientien und was die verschiedenen Combinationen zu leisten vermögen.

Indessen geht man wohl nicht fehl, wenn man als festgestellt betrachtet, dass nach gründlichster Händewaschung der Gebrauch der antiseptischen Lösungen kaum noch einen grösseren Grad von Keimfreiheit der Hände zu Wege bringt; — wie würde es auch sonst zu erklären sein, dass ausgezeichnete Chirurgen, die nie mit einem Antisepticum an ihre Hände herankommen, ausgezeichnete Resultate aufzuweisen haben? Festgestellt scheint mir ferner zu sein, dass die Anwendung des Alkohols die für die Waschung nöthige Zeitdauer abzukürzen im Stande ist — ein Untersuchungsresultat, das nicht auffällig ist, wenn man an die fett- und talglösende Fähigkeit des Alkohols denkt. Im Grunde genommen ist denn wohl auch der mit dem Alkohol verbundene Vortheil nur hierauf, also auch auf mechanische Lösung und Fortschaffung von Verunreinigungen, nicht aber auf antibakterielle Eigenschaften desselben zu beziehen.

Also mechanische Reinigung und immer wieder mechanische Reinigung ist das Erforderniss.

Der Prozess des Händewaschens würde sich demzufolge so zu gestalten haben: 5—10 Minuten langes Waschen mit warmem Wasser, Seife und Bürste, ganz besonders Nägelreinigung; diese Zeitdauer kann event. durch Interposition einer Alkoholwaschung abgekürzt werden; zum Schluss werden die Hände in sterilisirtem Wasser mehrere Male abgespült; wer es durchaus will, mag noch ausserdem sich irgend einer Sublimat- oder Carbollösung bedienen, nur sollte er dieselbe, um nicht

statt des erhofften Nutzens Schaden anzustiften, geraume
Zeit vorher bereiten, oder sich zu den antiseptischen
Lösungen sterilisirten Wassers bedienen. —
Für die Wasser-Waschungen ist warmes Wasser in
Fülle nothwendig. Mag bei kleinen Eingriffen, bei denen
schliesslich nicht gar so viel auf dem Spiele steht, kaltes
gelegentlich auch genügen, so würde ich es doch für einen
grossen Fehler erachten, wollte man die Nothwendigkeit
der Beschaffung warmen Wassers bei Gelegenheit grösserer
Eingriffe aus den Augen lassen.

Am bequemsten ist natürlich eine Warmwasserleitung.
Hat man keine solche zur Verfügung, so kann man sich
dadurch, dass man einen kleinen Aachener Badeofen
oder den bekannten Fletcher'schen Apparat in eine gewöhnliche Kaltwasserleitung einschaltet, fliessendes warmes
Wasser verschaffen. Das stellt einen so bedeutenden
Vortheil dar, dass ich Jedem, der öfters operirt, rathe,
sich eines solchen Warmwassererzeugers zu bedienen.
Sonst muss man schon vor der Operation für die Be-
reitung reichlichen, warmen Wassers Sorge tragen.

Die Schüsseln sollen, damit der sich Waschende mit
seinen Händen nicht die undesinficirten Ränder anzufassen
brauche, von einem Gehülfen geleert und immer wieder
gefüllt werden.*) Hat man sogenannte Schwenkbecken
und Wasserleitung zur Verfügung, so kann man das
Wasser beständig laufen lassen und die Schüsseln bei
einiger Geschicklichkeit, ohne mit den Händen an un-
saubere Theile heranzukommen, selbst umwenden. Von
Braatz ist ein Waschapparat mit Tretvorrichtung angegeben worden.

Zu diesen vorbereitenden Waschungen sterilisirtes
Wasser zu nehmen, halte ich für Luxus. Die Seife ist
doch nicht steril und der Sinn dieser Waschungen ist ja

---

*) Man möge das Wasser beim Waschen recht oft erneuern
lassen. Nichts ist mehr falsch, als wenn sich Jemand in unsauberem
Wasser immer weiter wäscht.

nur die mechanische Fortschaffung der oberflächlichsten Epidermisschichten.

Am Schluss der Waschung aber ist es unbedingt nothwendig, die Hände ein paar Mal in abgekühltem sterilisirtem Wasser abzuspülen. (Sehr praktisch gerade für die Beschaffung dieses sterilisirten Wassers ist der Fritsch'sche Wassersterilisator mit Kühlvorrichtung [siehe Fig. 9, S. 90]). — —

Die mit den Händewaschungen erreichten Resultate sind um so vollkommener, je weicher und besser gepflegt die Hand ist. Das ist selbstverständlich. In früherer Zeit, oder auch jetzt noch, dort, wo man gar viel Sublimat oder Carbol nimmt, sehen selten die Hände der Aerzte so aus, wie sie es eigentlich sollten. Eczeme, Rhagaden u. dergl. sind fast immer die Folgen eines Missbrauches der Antiseptica. Es ist längst nachgewiesen, dass Hände mit entzündlichen Hautprozessen überhaupt nicht steril gemacht werden können. Wer im Besitz solcher Hände ist, darf nicht operiren. Vielleicht versucht er es aber einmal damit, die Hände vorerst gut auszuheilen, und später sich dann bloss mit warmem Wasser und Seife in der hier angegebenen Art zu desinficiren.

Reinigung des Operationsfeldes.

Für die Sterilisirung des Operationsfeldes gilt natürlich ähnliches, wie das oben in Betreff der Hände Gesagte: Vielfach zu wiederholendes Waschen mit warmem Wasser, Seife und Bürste, zuletzt Abspülen mit sterilisirtem Wasser.

Ausserdem wird, besonders an Stellen, die von Hauttalg, Schweiss und dicken Lagen Epidermis bedeckt sind, vor Beginn der ganzen Prozedur Aether und Terpentin angewandt, um schnell und gründlich die Fette zu lösen und zu entfernen.

Auf dem Operationsfeld befindliche Haare nimmt man

mittels des Rasirmessers fort; aber auch an Stellen, an welchen kein eigentlicher Haarwuchs vorhanden ist, wird das Rasirmesser eine sehr gute Hülfe sein, um die obersten Epidermisschichten abzukratzen.

In diese Prozeduren sollen die weitesten Umgebungen des Operationsfeldes mit hineinbezogen werden. Die Hände des Operateurs und der Assistenten, wenn sie die dem eigentlichen Operationsterrain benachbarten Gegenden gelegentlich berühren, dürfen, ebensowenig wie die unvermeidlich auf der Haut des Kranken schleifenden Nahtfäden, mit anderem, als wohldesinficirtem Terrain in Berührung kommen. Alle zur Abschliessung des Operationsfeldes verwandten sterilisirten Compressen machen die Reinigung der Nachbargegend nicht überflüssig; verrücken und verschieben sich, wie es so oft vorkommt, diese Compressen, so soll der von ihnen zuvor bedeckte Raum auf jeden Fall desinficirt sein.

Womöglich soll der Kranke ein oder zwei Mal vor der Operation baden und im Bade gründlichst gesäubert werden.

Sehr anzuempfehlen ist es, bereits mehrere Tage vorher die Gegend, an welcher der Eingriff vorgenommen werden soll, abzuwaschen und mit öfters zu wechselnden Priessnitz'schen Umschlägen zu bedecken; unter denselben maceriren die oberflächlichsten Epidermisschichten gründlich, so dass man sie mittels eines Messers bequem herunterschaben kann.

Solche Umschläge nicht mit Wasser, sondern mit antiseptischen Lösungen zu machen, halte ich nicht für angebracht; der Sinn dieser vorbereitenden Verbände ist eben nur der einer Erweichung der äussersten Hautschichten. Zudem ist es bei der durch die Cutis hindurch möglichen Resorption nicht gleichgültig, ob einem Kranken, der später den schwächenden operativen Eingriff ertragen soll, schon vorher solche, jedenfalls nicht zu seiner Stärkung beitragende Chemikalien einverleibt werden.

Vorbereitung der Schleimhäute.

Erstreckt sich das Operationsfeld auf eine Schleimhaut, so ergiebt sich die Aufgabe, auch diese vorzubereiten. Was wir hier zu leisten im Stande sind, erreichen wir ebenfalls auf keinem anderen Wege, als dem der mechanischen Reinigung; nur würden die für die Haut sehr geeigneten gröberen Prozeduren (Bürsten) an der zarter organisirten Schleimhaut Läsionen bewirken, und wir müssen uns deswegen hier auf vorsichtiges Abreiben und Abspülen mit sterilisirtem Wasser beschränken.

Eine Keimfreiheit der Schleimhäute bringen wir freilich auf dem eben angegebenen Wege nicht zu Stande: weder in der Vagina, noch im Rectum, noch im Munde. Es liegt nahe, hier die antiseptischen Chemikalien zu Hülfe zu rufen; und diese letzteren sind auch in ausgiebigster Weise in diesem Sinne verwandt worden, oft in so grosser Dosis, dass Vergiftungsfälle nicht ausgeblieben sind.*) Erfolge haben indessen diese vorbereitenden antiseptischen Irrigationen der Schleimhäute, obwohl sie auch heute noch vielfach gemacht werden, nicht aufzuweisen. So ist z. B. festgestellt, dass der Keimgehalt der Vagina durch langandauernde Spülungen mit Sublimatlösung ($1\,^0/_{00}$) sich nicht verringert.

Nun sind glücklicher Weise die in gesunden Schleimhäuten sich vorfindenden Mikroben im Allgemeinen nicht solche, die für Wunden infectiös zu sein pflegen, und wir werden also trotz ihrer Gegenwart und ohne Anwendung

---

*) Die Schleimhäute resorbiren sehr viel leichter, als die äussere Haut; die dem Magen-Darmtraktus angehörenden (das Rectum eingeschlossen) natürlich ganz besonders stark; und es ist erstaunlich und stimmt mit den Vorstellungen, welche wir über diese Dinge haben, ganz und gar nicht überein, wenn erst neuerdings von Frankreich her wochenlange Ausspülungen des Mastdarms mit starken Sublimatlösungen als Vorbereitungskur für die Exstirpation von Carcinomen empfohlen werden.

der Antiseptica Heilungen von Schleimhautwunden erzielen.*)

Andere Verhältnisse walten nun allerdings ob, sobald
die Schleimhäute sich im Zustande der Entzündung befinden; besonders die schwereren, auf infectiöser Basis
beruhenden Katarrhe sind geeignet, Sepsis einer etwaigen
Operationswunde mitzutheilen. Dem entgegenzuarbeiten
und Entzündungen an den Schleimhäuten schon vor der
Operation (wenn irgend möglich) zu heben, ist sicherlich
unsere Aufgabe. Aber auch hier ist es nicht die keimtödtende Potenz der Antiseptica, welche die Schleimhäute
in einen besseren Zustand versetzt, sondern ihre adstringirende, sekret-beschränkende Wirkung, die sie übrigens
theilen mit anderen Mitteln, von denen wir wissen, dass
sie, ohne antibakterielle Eigenschaften in höherem Grade
zu besitzen, Ausgezeichnetes gegen Schleimhautkatarrhe
vermögen.**)

Es ist also, was die Vorbereitung der Schleimhäute
anbetrifft, unsere Aufgabe, gesunde Schleimhäute
durch Abspülen mit indifferenter Kochsalzlösung

*) Zumal wenn wir uns in der Gegend der Schleimhäute der
offenen Wundbehandlung resp. der Tamponade bedienen.

Im Uebrigen erscheint es nicht ausgeschlossen, dass die normaler
Weise in manchen Schleimhäuten lebenden Mikroorganismen das
Aufkommen der für die Wunden pathogenen in irgend einer Weise
zu verhindern im Stande sind; wenigstens erklärt sich so am un-
gezwungensten das gute Heilen selbst grosser Wunden innerhalb
des Mundes, dessen Schleimhäute bekanntermassen von Bakterien
wimmeln.

**) Ich weiss sehr wohl, dass vielfach diese Ansichten nicht
getheilt werden. So glauben z. B. manche Autoren, dass beim
Tripper diejenigen Mittel, die sich als gonococcentödtend erwiesen
haben, auch die besten Heilmittel, wenn sie auf die Schleimhaut
applicirt werden, gegen diese Affektion darstellen.

Ich lasse dahingestellt, wie weit diese Ansicht zutreffend ist;
meinerseits möchte ich indessen glauben, dass den eigentlichen
Adstringentien im Verein mit den sonst üblichen Massnahmen
immer noch der Vorzug auch in der Behandlung der infectiösen
Katarrhe gebührt.

und vorsichtigem Auswischen zu reinigen; Schleimhautkatarrhe aber zu mildern, resp., wenn es mög-
lich ist, zu beseitigen. — Wir haben bei der bisherigen Betrachtung der Schleimhäute die Sekrete und Exkrete ausser Acht gelassen.
Von diesen kann, sofern sie nicht zersetzt sind, nur
ausgesagt werden, dass ihre Berührung frischen Wunden
nicht schadet. Es inficirt also weder normaler Harn,
noch frischer Speichel, noch die Drüsensekrete der
verschiedenen Schleimhäute: immer vorausgesetzt, dass
dieselben sich im normalen Zustande befinden.

Handelt es sich indessen um zersetzte Sekrete, so
besteht, wie vorher besprochen, unsere Aufgabe darin,
dieser Zersetzung vor der Operation entgegenzuarbeiten.
Natürlich ist dies nur unter bestimmten Voraussetzungen
möglich: Ein Blasenkatarrh z. B. ist der Behandlung vor
der Operation zugänglich; die Eiter secernirende Tube
oder Gallenblase aber kaum.

Ferner wäre folgendes zu bemerken: Stauen sich
normale Sekrete in einer Wunde, werden sie in derselben
retinirt, so zersetzen die meisten derselben sich nachträglich sehr leicht; es walten also alsdann dieselben
Verhältnisse ob, wie wenn die Sekrete von vornherein
zersetzt gewesen wären.

Hier streifen wir eine Frage, die an dieser Stelle nur
angedeutet werden kann. Besonders der Harn geht, sobald er aus einer Wunde keinen freien Abfluss hat, sehr
schnell Fäulnissprozesse ein. Es sind also event. Massnahmen
zu treffen, welche solcher Retention von Sekreten in
frischen Wunden entgegenwirken (z. B. Urethrotomia ext.
bei Harnröhrenverletzungen). —

Im Gegensatze zu den Sekreten wirken die Excremente
(resp. die in dem Magen-Darmkanal befindlichen Nahrungs-
stoffe, bevor sie jenen Namen verdienen) schädigend auf
Wunden, mit welchen sie in Berührung kommen.

Je mehr die angelegte Wunde zu Sepsis neigt, desto
grösser wird naturgemäss diese Schädigung sein. Die

Serosa der Bauchhöhle, durch Darminhalt verunreinigt, wird gewöhnlich mit zum Tode des Individuums führender Peritonitis reagiren. Was speziell die Operationen am Mastdarm anbetrifft, so werden vielleicht im Allgemeinen die durch den Inhalt desselben herbeigeführten Gefahren etwas überschätzt: genügend gross bleiben sie aber trotz alledem noch. Ganz besonders werden abnorme Zersetzungsvorgänge des Darminhaltes schwerere Gefahren heraufbeschwören. Verdauungsstörungen sind also, soweit dies möglich ist, schon vor der Vornahme operativer Eingriffe zu beseitigen.

Abgesehen hiervon liegt es nahe, Vorbereitungskuren zu dem Zwecke einzuleiten, um den Magen-Darmkanal in dem Zeitpunkte der Operation von Inhalt möglichst befreit vor sich zu haben.

Abführmittel der verschiedensten Art werden zu diesen Zwecken verwandt. Gleichzeitig wird eine Diät verordnet, ausschliesslich von solchen Nahrungsmitteln, die erfahrungsgemäss einer relativ schnellen und relativ vollkommenen Resorption anheimfallen.

Es unterliegt keinem Zweifel, dass auf diese Weise der Darm bis zu einem gewissen Grade leer gemacht werden kann.

Wichtiger indessen ist es, direkt vor der Operation die Peristaltik des gesammten Magen-Darmkanals durch Opiumtinktur aufzuheben, um zu verhindern, dass in das Operationsfeld während des Eingriffes und nach demselben immer von Neuem Darminhalt eintritt. Zumal wenn man mit den abführenden Mitteln, nachdem man dieselben gleichzeitig mit der oben erwähnten Diät während einer ganzen Woche hatte gebrauchen lassen, schon 2 bis 3 Tage vor einer Mastdarm-Operation aufhört, um alsdann in diesen ganzen letzten Tagen Opiumtinktur (mit Bismuth) zu geben, — zumal also, wenn man in dieser Weise die Vorbereitungskur einrichtet, und zum Schluss noch den Mastdarm ordentlich ausspült, wird man denselben bei der Operation oft leer vorfinden, und auch während der Dauer derselben sowie während der nächsten Tage keinen Stuhl in denselben eintreten sehen.

Indess wird dies keineswegs immer der Fall sein. Es ist denn auch vorgeschlagen worden, diese hier besprochenen Massregeln auf einen noch längeren Zeitraum vor der Operation auszudehnen. Wie weit das gerathen ist, hängt gewiss von der besonderen Art des einzelnen Falles ab. Factum ist jedenfalls, dass trotz aller, und noch so ausgedehnter Vorbereitungen, Darminhalt die Operation oft stört, zumal wenn pathologische Verhältnisse (Strictur, Tumor) die vorherige Fortschaffung der Ingesta verhindert haben.

Man muss demzufolge auch während der Operation darauf bedacht sein, den Darminhalt abzuwehren. Bei Rectumcarcinomen kann das Hineinschieben eines Gazetampons in den zuführenden Theil, sobald derselbe eröffnet ist, versucht werden; dies stellt indessen keine sichere Methode dar. Verlässlicher ist es schon, am Dünndarm und Dickdarm (am Rectum ist das natürlich kaum angängig) sowohl den zu- als den abführenden Theil während der Zeitdauer der Operation mechanisch zuzuhalten, (am besten durch Assistentenhände; oder mittels eigens angegebener Compressorien; aber auch durch vorsichtiges Zubinden mit Seide oder Gaze oder Gummischlauch).

Nicht unannehmbar und für schwere Fälle zu erwägen ist der Vorschlag, vor der Operation grosser und hoch hinauf reichender Rectumcarcinome temporär einen Anus praeternaturalis oberhalb des Carcinoms (an der Flexur) anzulegen, um so keinen weiteren Darminhalt in die Operationsgegend gelangen zu lassen. —

Jedenfalls ist, wie man aus alledem wohl ersieht, die Fernhaltung der Excremente bei Darmoperationen mit Schwierigkeiten verbunden, und es lohnt gewiss der Mühe, zu untersuchen, ob es möglich ist, durch per os gegebene Mittel den Darminhalt keimfrei zu machen. Ueber diese Dinge ist bis jetzt relativ wenig bekannt. Salol, Bismuthum salicylicum werden empfohlen. Nach französischen Autoren ist eine Mischung von β Naphtol und α Magnesia, per os gereicht, im Stande, die Faeces weiss und geruchlos zu machen. — —

Soviel über die Präparirung des Operationsfeldes. Ich habe bloss andeuten können, wie (abgesehen von der allerdings einfachen Desinfection der äusseren Haut) sich ganz spezielle Gesichtspunkte auf Schritt und Tritt ergeben; und wie sich unsere Aufgaben in den verschiedenen Fällen so sehr verschieden gestalten.

Die Versorgung einer uncomplicirten Wunde.

Einiges über den Verlauf der Wundheilung.

Es ist des öfteren im Verlaufe unserer Erörterungen darauf hingewiesen worden, dass nicht unter allen Verhältnissen der Grad der durch unsere Vorsichtsmassregeln zu erreichenden Sicherheit ein gleich hoher ist. Wo an Organen, die bereits septisch verändert sind, operirt werden muss, da kann selbstverständlicherweise von einem absoluten Schutz der Operationswunde gegen Sepsis keine Rede mehr sein.

Wollen wir aber auch von diesen und ähnlichen Verhältnissen ganz absehen — so würde selbst dann die Beantwortung der Frage betreffend den durch unsere Prophylaxe zu erreichenden Grad von Sicherheit auf Schwierigkeiten stossen.

Denn es bleiben keineswegs gleichartige Fälle übrig.

In dieser Beziehung möchte ich mir erlauben, auf das kommende Capitel zu verweisen, in welchem gelegentlich angedeutet werden soll, wie weit gewissen Allgemein-Erkrankungen des Organismus eine Einwirkung auf die Heilung von Wunden zuerkannt werden muss. Ausserdem sind die verschiedenen Organe unseres Körpers verschieden stark empfänglich für das septische Gift — Verhältnisse, die am besten illustrirt werden durch

Erinnerungen aus der vorantiseptischen Zeit, in welcher
man bekanntlich die grossen mit serösen Membranen aus-
gekleideten Höhlen des Körpers überhaupt nicht zu eröffnen
wagte; — und ferner ist es ja bekannt und selbstverständlich, dass mit der Ausdehnung einer jeden Operation die
Fehlerquellen sich häufen, und so schon die Grösse des
Eingriffes eine vermehrte Gefahr mit sich bringt.

Rein subjective Verhältnisse werden auch bedingen,
dass auf die Frage, wie weit unsere Prophylaxe eine
Garantie zu geben im Stande ist, verschieden geantwortet
wird: Je nachdem ein Operateur dazu angelegt ist, Fälle
mit üblem Ausgange seinem Gedächtnisse dauernd ein-
zuverleiben, oder andererseits vermöge seines Tem-
peraments sich über solche Erinnerungen, die keinem
heutigen Chirurgen angenehm sind, hinweghilft; vor allen
Dingen aber auch je nach den Hülfsmitteln, der grösseren
Gewandtheit und den natürlichen Anlagen des Operirenden
(nicht jeder Mensch hat die Fähigkeit, so subtile Dinge
wie die vielfachen Vorsichtsmassregeln vor und während
einer Operation es sind, mit stets gleicher Präzision und
Ruhe vor Augen zu behalten) — verschieden also durch
die Einwirkung so vieler Umstände wird immer die eben
aufgeworfene Frage beantwortet werden. — —

Man nennt eine direkte Verheilung zweier zusammen-
gebrachter Wundflächen in ihrer gesammten Ausdehnung:
eine Heilung per primam intentionem. Ob eine sofortige
Verlöthung der Zellen der einen Wundfläche mit denen
der anderen eintritt, oder ob, — was wahrscheinlicher
ist, — auch bei der sogenannten prima intentio sich
eine Zwischenschicht ungeformten Saftmaterials zunächst
zwischen den Zellschichten vorfindet, ist bis jetzt nicht
sicher bekannt.

Es lag aber, seitdem man den Zusammenhang der
Staphylococcen und Streptococcen mit der Wundinfection
kennen gelernt hatte, nahe, zu untersuchen, ob in solchen
durch prima intentio zur Heilung kommenden Wunden
sich pathogene Bacillen nachweisen lassen würden.

Dieser Nachweis ist, wenn ich von ganz wenigen, die gegentheilige Ansicht bekundenden Veröffentlichungen absehe, fast stets positiv ausgefallen: man hat in der reaktionslos verlaufenden Wunde die für die Eitererreger gehaltenen Mikroorganismen aufgefunden, allerdings in relativ spärlicher, jedenfalls in geringerer Zahl, als man sie in inficirten Wunden zu sehen gewohnt war.

Diese Untersuchungsergebnisse liessen keine andere Erklärung als die zu, dass eine geringe Anzahl von selbst pathogenen Bakterien unschädlich sei, und dass, erst wenn dieselben in einer grösseren Anzahl in der Wunde auftreten, sie die Heilung zu stören im Stande sind.

Begegnete man aber solchen Befunden, die gewissermassen immer wieder von Neuem zeigten, dass jegliche Prophylaxe bloss einen relativen Werth hatte (denn wie sollten sonst Mikroorganismen in die Wunde hineingelangen können?) — so war man auch durchaus nicht geneigt, auf Hülfsmittel, denen man eine unterstützende Wirkung zuerkennen zu müssen glaubte, zu verzichten.

So erklärt sich das lange Festhalten und nur sehr allmähliche Aufgeben zweier, in der Anfangsperiode der Antisepsis in sehr grossem Umfange geübten Massregeln, nämlich der Drainage und der Irrigation der Wunden.

Man glaubte und glaubt eben auch zum Theil heute noch, auf so wichtige Unterstützungsmittel nicht verzichten zu dürfen.

Wir aber sind der Ansicht, dass beide Massregeln nicht das zu leisten im Stande sind, was vielfach von ihnen erwartet wird. Je strikter die aseptische Methode geübt werden wird, desto mehr wird diese Erkenntniss sich auch da, wo sie heute noch nicht hingedrungen ist, Bahn brechen.

Für uns ergiebt sich hier zunächst die Aufgabe, Drainage und Wundirrigation zu betrachten.

Die Drainage.

Im historischen Theile (Cap. 2) habe ich darauf hingewiesen, dass die Lister'sche Methode ihre Erfolge ganz
wesentlich der grundsätzlich angewandten Drainage zu
verdanken hatte. Die Prophylaxe war noch nicht genügend ausgebildet und zuverlässig, um die Bildung von
Wundsekreten zu verhindern. Zu Hülfe kommen musste
eine, durch Einlegen von Kautschuk-Röhren bewirkte
Drainage, die allerdings, um überhaupt ihren Zweck zu
erfüllen, an vielen Stellen der Wunde gleichzeitig zu
insceniren war.

Eine solche reichliche Drainage war — unter der
Bedingung, dass kein eigentlicher die Wundflächen auf
einander drückender Verband angelegt wird — im Stande,
bis zu einem gewissen Grade die Fehler wett zu machen,
welche eine mangelhafte Prophylaxe verschuldete.

Je grösser indessen die Sicherheit wurde, mit welcher
man Fehler auszuschliessen lernte, desto mehr gewöhnte
man sich daran, die getrennten Wundflächen fest an-
einander zu legen, um sie unter Vermeidung aller Buchten
und Höhlen in breiter Ausdehnung durch eine prima
intentio zur Heilung zu bringen.

Die methodische Ausbildung einer solchen Com-
pressions-Verbandmethode stammt eigentlich erst von
Volkmann her. Der von ihm eingeführte Compressivverband wurde allseitig adoptirt.

Trat also die Absicht zu Tage, die Wundflächen
durch den Verband oder, wie es später gelehrt wurde,
durch tiefe Nähte zu einer möglichst breiten Vereinigung
zu führen, so hatte das zur Folge, dass allmählich die
Drains zur Wirkungslosigkeit verdammt wurden.

Es existirt in so behandelten Wunden kein Raum
mehr, aus dem eine Ableitung im Sinne der alten Drainage
möglich wäre. Fügt man dennoch Drains ein, so liegen
diese in engen Spalten; die Spalten sind um nichts grösser
als das Drain selbst; sie umfassen und umklammern

mithin eng die Röhre, und so bleibt (ganz abgesehen davon, dass in solchen Spalten comprimirbares Drainmaterial bis zum Verschwinden des Lumens verschlossen wird —) doch eben nur dieser Spalt übrig, aus dem oder aus dessen allernächster Umgebung das Drain, wenn überhaupt, irgend welches Sekret abzuleiten im Stande ist. Dass hierin aber nicht der Sinn einer wirklichen Drainage, die doch für die ganze Ausdehnung der Wunde berechnet ist, liegen kann, wird bei vorurtheilsloser Beurtheilung ein Jeder zugeben müssen.

Betrachtungen solcher Art sind es, die unvermeidlich zu dem Schlusse führen, dass die in geeigneten Fällen heute geübte Methode der totalen Zusammenbringung der Wundflächen nicht mehr vereinbar ist mit den nur an einzelnen Punkten der Wunde einzulegenden Drainage-Röhren.*) Die letzteren stellen nicht einmal mehr ein Sicherheitsventil dar, um gelegentlich vorgekommene Fehler zu kompensiren. Nichts weiter als ein überflüssiger Fremdkörper wird in der Gestalt des Drains in die Wunde gefügt, und wenn man auch nicht gleich zu fürchten braucht, dass diese Röhren in besonderem Grad eine Sekundärinfection von Aussen her zu vermitteln geeignet sind, so kann doch andererseits selbst eine solche Annahme keineswegs ganz von der Hand gewiesen werden.

Wir versprechen uns also keinerlei Vortheile mehr von dem Hineinschieben der Drainage-Röhren in solche Wunden, die sich zur prima eignen. Ganz allmählich haben wir gewagt, die Drains fortzulassen; und nicht ohne eine gewisse Zaghaftigkeit haben wir, die wir gewohnt waren, bei einer Mammaamputation 3—4 Drains in die Nahtfläche und noch 1—2 in die Contraincisionen an den tiefsten Stellen der Wunde hineinzuschieben, nicht

---

*) Ausnahmefälle werden, wie überall, so auch hier vorkommen. Bei Strumektomieen z. B., wo man weder Nähte in der Tiefe, noch einen festen Verband anlegen kann, werden, wenn man die Wunde dennoch schliessen will, Drains immer noch ganz gute Dienste leisten.

ohne Zögern haben wir uns zu dem Besseren bekehrt, dass solche Drainage aufzugeben sei.

Im Grunde genommen müssen wir gestehen, dass man eigentlich schon damals, als man sie noch übte, ein wirkliches Vertrauen zur Drainage kaum hatte. Traten nämlich irgend schwerere Erscheinungen von Sepsis ein, so wusste man sehr wohl, dass selbst die reichlichst vorhandene primäre Drainage nicht zu helfen vermochte: man trennte sofort die ganze Nahtlinie, um alsdann möglichst offen die Wunde weiter zu behandeln. —

Indessen wird das Weglassen der Drainage keineswegs von allen Seiten empfohlen. Eine Anzahl von Chirurgen erblickt nämlich eine Hauptaufgabe der Drainage noch in etwas Anderem. Alles Blut, welches sich nachträglich in die Wunde ergiesst, soll vermittels der Drainage abgeleitet werden.

Es sehen nämlich diese Chirurgen in dem retinirten Blut eine Schädigung insofern, als dasselbe in ganz ausserordentlichem Grade die Neigung zu Zersetzungen fördern oder, richtiger ausgedrückt, den Mikroorganismen einen vorzüglichen Nährboden zu ihrer Weiterentwickelung schaffen soll. Diese Schule, die bei uns der gewichtigen Autorität v. Bergmann's folgt, verlangt also als wesentliche Erfordernisse einer richtigen Wundbehandlung: erstens eine möglichst genaue Blutstillung, und zweitens die Einfügung von Drains zum Zwecke der Ableitung des nachträglich ergossenen Blutes.

Es unterliegt keinem Zweifel, dass bei mangelhafter Prophylaxe gerade der Erguss von Blut in Wunden ganz im Sinne der v. Bergmann'schen Lehre als ein den Eintritt von Sepsis in hohem Masse befördernder Umstand betrachtet werden muss.

Andererseits aber glauben wir im Gegensatze zu der Lehre von den grossen Gefahren, die stets und unter allen Umständen das ergossene Blut mit sich bringen soll, fest, dass bei richtiger Wundprophylaxe, wie sie heute

doch an allen gut geleiteten Anstalten geübt wird, dem
Blute diese Gefahr nicht anhaftet.

Wir sind der Ansicht, dass uns in der tiefen, event.
etagenförmigen Naht einerseits und in dem Compressiv-
verbande andrerseits ganz ausserordentlich wirksame Mittel
zu Gebote stehen, um Hohlraumbildung in der Tiefe zu
vermeiden und damit zu gleicher Zeit der Ansammlung
von grösseren Mengen Blutes entgegen zu wirken. Das
Blut aber, welches sich trotz dieser Verbandmethode und
bei exakter Blutstillung sonst noch ergiesst, fürchten wir
nicht, weil in unzähligen Fällen bei guter Prophylaxe dieses
zwischen den unvermeidlichen Lücken sich ansammelnde
Blut nie zum Schaden ausgeschlagen ist.

Ueberdies glauben wir, dass, selbst wenn man Drains
eigens zum Ableiten des Blutes in die Wunde einführt,
immer noch Blut*) die unvermeidlichen Zwischenräume
einer Wunde ausfüllen muss. Es ist auch schwer einzusehen, was anders den Inhalt dieser sonst doch leeren
Räume bilden sollte.

Was nun die Nachblutung anbetrifft, so möchte ich
meinen, dass ganz besondere Vortheile gerade aus dem
Weglassen der Drains resultiren. Früher, bei Anwendung
der Röhren-Drainage, blutete es lange Zeit, öfters Tage
lang, aus den Röhren heraus und in den Verband hinein:
Das Aussickern des Blutes verminderte immer wieder den
Druck innerhalb der Wunde, und so konnten angeschnittene
und nicht unterbundene kleine Gefässe stets von Neuem
zu bluten beginnen. Lässt man indessen die Drains fort
und schliesst die Wunde total, so wird der Druck eines
blutenden kleinen Gefässes sehr bald von dem in der
geschlossenen Wunde herrschenden Drucke übertroffen,
so dass capillare Blutungen auf diese Weise schneller zum
Stillstande kommen müssen.

---

*) oder Säftematerial, (Wundsekrete, wenn man es so nennen
will): Zwischen Blut und Säftematerial ist bei diesen Betrachtungen
wohl kaum ein Unterschied zu machen.

Aus ähnlichen Gründen kann ich es auch nicht für
richtig erachten, wenn mit Vorbedacht, bei dem im Uebrigen
in der ganzen Ausdehnung der Wunde vorzunehmenden
Verschlusse, Lücken in der Nahtlinie gelassen werden,
um das sogenannte überschüssige Blut herausfliessen zu
lassen. Diese Manipulation entstammt dem von Schede
eingeführten Verfahren der absichtlichen Anfüllung einer
Wunde mit Blut, — eine in geeigneten Fällen vorzügliche Dienste leistende Methode, auf welche ich noch
zurückzukommen haben werde; überträgt man aber dies
Verfahren ganz unnützer Weise auf solche Wunden, die
sich von selbst zur totalen prima intentio eignen, und lässt
man also Lücken in der Nahtlinie, so wird durch diese
Lücken sich allerdings Blut entleeren; das wird indessen,
gerade so wie wenn Drains eingeführt worden wären, nur
zur Folge haben, dass die Blutung innerhalb der Wunde
länger anhält. —

Wir können also aus keinem Raisonnement her der
weiteren Verwendung von Drains das Wort reden bei Wunden, die in nicht septischen Geweben, ohne Communication
mit den Schleimhäuten und unter den gewöhnlichen Bedingungen angelegt werden. Wir meinen, dass solche
Wunden sich im Allgemeinen zur totalen Vereinigung ohne
Lückenbildung, ohne die Benutzung von Drains eignen.

Glaubt man aber auch in diesen Fällen — weil Fehler
möglicher Weise vorgekommen sind, oder aus sonst irgend
welchen Ursachen — den totalen Wundverschluss nicht
zur Anwendung bringen zu dürfen, glaubt man sicherer
gehen zu müssen, — nun dann ist es nicht die
alte Lister'sche Wunddrainage, zu der gerathen
werden muss, sondern dann soll ein Verfahren
angewandt werden, welches allerdings, auch
wenn Fehler in der Prophylaxe sich einge-
schlichen haben sollten, noch ganz ausserordentlich günstige, fast absolut günstige
Resultate liefert, nämlich die der offenen
Wundbehandlung eigentlich näher als der

Drainage stehende aseptische Tamponade. Da
indessen dieses Verfahren seine viel wesentlichere Indi-
cation unter anderen Bedingungen — bei der Versorgung
von Wunden in septischen Geweben etc. — findet, so
soll es auch alsdann erst (Cap. IX) besprochen werden.

Ueber die Ausspülung der Wunde mit antiseptischen Lösungen.

Hat der Drainage zugestanden werden müssen, dass
sie wenigstens in der Zeit als die Prophylaxe mit weniger
exakten Methoden arbeitete, einen gewissen Werth besass
— so gilt nicht einmal dies von einem anderen, damals
überall und ganz allgemein geübten Verfahren, nämlich
von der Irrigation einer Wunde mit Lösungen antiseptischer Mittel.

Diese Irrigationen wurden in der ausgiebigsten Weise
geübt; indem man sich wohl bewusst war, dass die zur
Zeit getriebene Prophylaxe an Vollkommenheit zu wünschen übrig liess, sah man sich nach Mitteln um, welche
die in die Wunde gelangten Infectionsstoffe unschädlich
machen sollten; und für ein solches Mittel hielt
man in erster Linie derartige Irrigationen.

Grosse Mengen von Carbolwasser waren anfangs im
Gebrauch. Als man gelegentlich Vergiftungsfälle be-
obachtete, suchte man nach minder giftigen Desinficientien.
So wurden, wie ich weiter oben bereits angeführt habe,
wirksame und weniger wirksame, giftige und weniger
giftige Chemikalien erfunden; es ist nicht gelungen und
konnte der Natur der Sache nach nicht gelingen, ein
unschädliches und dabei doch wirksames Mittel zu finden.

Aber noch lange Zeit nachdem man sich bereits
überzeugt hatte, dass alle Desinficientien gelegentlich üble
Wirkungen entfalten können, wandte man dieselben, —
allerdings mit grösserer Vorsicht, — immer noch an. Der
Glaube, dass man auf die Wunde gelangte Bakterien

durch solche Spülungen unschädlich machen könne, wurde
überhaupt erst in den letzten Jahren erschüttert.

Ganz abgesehen nämlich davon, dass man, wie an
einem anderen Orte bereits auseinandergesetzt, die desinficirende Kraft der Chemikalien durch fehlerhafte Anordnung der Experimente vielfach überschätzt hatte —
ganz abgesehen hiervon, hatte man einen falschen Schluss
gemacht, wenn man aus dieser, durch Versuche, die
ausserhalb des Thierkörpers stattgefunden hatten, fest-
gestellten Kraft so ganz ohne Weiteres schliessen zu können
glaubte auf die Wirkung, welche Carbolsäure, Sublimat
und die anderen Mittel in Wunden zu entfalten fähig
sind. Spätere Untersuchungen lehrten nämlich, dass die
meisten Antiseptica durch die Berührung mit Eiweissstoffen
in der Wunde zersetzt und ganz oder zum Theil unwirksam werden; auch wurde man darauf aufmerksam,
dass in die Wunde eingeführte Bakterien von Blut und
sonstigen Stoffen umgeben sind und keineswegs für den
Angriff der Antiseptica offen genug daliegen; vor allem
aber erkannte man, dass die Chemikalien, um Effekte zu
erzielen, eine viel längere Dauer der Einwirkung erheischen,
als im Allgemeinen bei den Spülungen einer freiliegenden
Wunde aus vielen Gründen, besonders aber aus solchen
der eintretenden Intoxication angängig ist.

Man hatte also fälschlicher Weise an einen Effekt der
chemischen Desinficentien bei der Berieselung von Wunden
geglaubt, während in Wirklichkeit Nichts eines
solchen nachgewiesen ist; ganz im Gegentheil
deutet Alles, was man bisher weiss, darauf hin,
dass nicht einmal die Möglichkeit einer Vernichtung von Mikroorganismen im lebenden
Gewebe durch Einwirkung selbst der stärksten
chemischen Desinficentien vorhanden ist.

So hat sich im Thierexperiment auch immer nur
gezeigt, dass selbst nach gründlichen Sublimatirrigationen
der Gehalt einer Wunde an Coccen nicht verringert
worden war. —

Gegen diesen Gebrauch der chemischen Antiseptica,
der also immer nur unter unbestimmten, vagen Vorstellungen gemacht wurde, muss aber um so mehr Protest
eingelegt werden, als sicherlich mit ihm auch
Nachtheile, und zwar solche viel schwer-
wiegenderer Natur, als man ursprünglich irgend
vermuthet hatte, verbunden sind.

Jede Irrigation mit Antisepticis stellt die Incorporation von Giften dar, deren einige, wie man sich aus
den gesetzlichen Maximaldosen leicht überzeugen kann,
mit zu den stärksten, die wir kennen, gehören. War
immer schon die grosse Aufsaugefähigkeit der Wunden
bekannt, so muss es uns auf das höchste befremden, dass
man mit einer solchen Resorption giftiger Mittel so wenig
rechnete. Zugegeben muss allerdings werden, dass Intoxicationen im gewöhnlichen Sinne relativ selten beobachtet
wurden. Bei der grossen Differenz der Empfindlichkeit
von verschiedenen Individuen den Giften gegenüber, und
speziell gegenüber einzelnen der antiseptischen Mittel, lag
indessen das Verhältniss so, dass man eigentlich niemals
bei der Anwendung der antiseptischen Irrigationen die
Folgen ganz zu überschauen im Stande war; und so er-
eigneten sich auch hin und wieder Vergiftungen da, wo
man sie wirklich kaum vermuthet hatte.

Uebrigens wurden doch leichtere Intoxicationen durch
diese Irrigationen sicherlich viel häufiger hervorgerufen,
als im Allgemeinen erkannt und bekannt worden ist. Dass
auch solche leichteren Intoxicationen die Genesung kranker
und durch die Operation an und für sich geschwächter
Individuen sehr oft verhindert und aufgehalten haben,
steht ausser jeder Frage; ich glaube beobachtet zu haben,
dass viele ganz besonders langsame und verzögerte Recon-
valescenzen gerade nach Operationen, bei denen solche
Irrigationen reichlich angewandt worden waren, eintraten,
und halte es für im hohen Grade wahrscheinlich, dass
diese letzteren die Schuld an so schweren Uebelständen
trugen. — Endlich unterliegt es wohl auch keinem Zweifel,

dass zu dem Symptomencomplexe, den wir mit dem
Namen Shok bezeichnen und der nach grossen Operationen
in so oft ominöser Weise beobachtet wird, antiseptische
Irrigationen gewiss nicht selten beigetragen haben; jedenfalls ist es sicher, dass beim Weglassen solcher
Irrigationen die Operirten durchschnittlich
sehr viel weniger angegriffen und mitgenommen
erscheinen. —

Unsere Ansichten in Bezug auf den Werth der antiseptischen Spülungen haben sich aber so sehr verändert,
dass wir heute sogar annehmen müssen, Irrigationen
mit chemischen Desinficentien begünstigen eher
den Eintritt von Sepsis, als dass sie dieselbe zu
verhindern im Stande wären.

Ich werde versuchen, den Gedankengang, der zu
dieser Ansicht führt, zu entwickeln.

Ohne Zweifel haben wir es bei den wirksamen und
starken Antisepticis mit sehr differenten Mitteln zu thun,
wie ja schon aus ihrer Kraft gegenüber den so sehr
resistenten Mikroben hervorgeht. Dass diese Chemikalien
sich also different auch verhalten gegenüber den viel
zarter organisirten und viel leichter angreifbaren Zellen
des menschlichen Körpers, ist eigentlich selbstverständlich;
dementsprechend sieht man auch nach jeder Bespülung
mit den etwas stärkeren Concentrationen Gerinnungen,
oberflächliche Necrosen, kurz Mortificationsvorgänge verschiedener Art sich vollziehen.*)

Nun weist aber, wie ich an einer früheren Stelle
schon erwähnt habe, sehr vieles darauf hin, dass unser
Organismus, so lange er intact ist, bis zu einem gewissen

---

*) Vom Schema, das wir Menschen machen, giebt es vielfache
Abweichungen. Explizire ich oben im Text, dass die Verschorfung
der Wundflächen durch die Antiseptica im Allgemeinen gerade
keinen Vortheil darstellt, so bin ich gezwungen, andererseits zu
bemerken, dass unter gewissen Ausnahmeverhältnissen gerade diese
Fähigkeit der chemischen Mittel, Gerinnungen an der Wundober-
fläche zu bewirken, benutzt werden kann. Hat man z. B. eine

Grade die Fähigkeit, sich des Angriffes der Wundinfectionserreger zu erwehren, besitzt. Zunächst einmal würde ein
solches Verhältniss korrespondiren mit dem, was wir über
Infection im Allgemeinen anzunehmen Grund haben; ganz
besonders aber bei den accidentellen Wundkrankheiten
sehen wir einerseits klinisch sehr oft die schliessliche Beschränkung und Heilung von Infectionen, welche ursprünglich den Menschen hinzuraffen drohten, eintreten; andererseits müssen wir doch, rein anatomisch, in den um Abscesse
auftretenden Infiltrationen nichts weiter erblicken als den
Ausdruck eines Schutzes, den der gesunde Theil des
Körpers sich gegen das Vordringen der Krankheitserreger
schafft.

Viel von der Möglichkeit einer solchen Abwehr
gegen Infectionen mag in höchst complicirten Vorgängen
begründet sein; — ein grosser Theil des Schutzes
liegt aber ganz gewiss in der Intactheit der
zunächst befallenen Zellen.

Mannigfache Erscheinungen sprechen hierfür.

So hängt wahrscheinlicherweise die ziemlich stark ausgesprochene Immunität einiger Stellen unseres Organismus'
den septischen Giften gegenüber (abgesehen von rein
anatomischen Verhältnissen) damit zusammen, dass solche
Gewebe beständig Gifte für die pathogenen Mikroorganismen produciren; vielleicht mag diese Giftbildung darin ihren
Ausdruck finden, dass vermöge besonderer Verhältnisse
solche Körpergegenden gewissen, nicht pathogenen Mikroben Gelegenheit zur Ansiedelung und zum Fortkommen
gewähren, und dass diese nicht pathogenen Mikroorganismen bei dem unter den verschiedenen Arten der Mikroben

---

ungleichmässige, zerfetzte Wunde, die in Verbindung mit dem Mastdarm steht, vor sich, und fürchtet man, dass aus dem geöffneten
Darm in diese Wunde hinein Infectionserreger nachträglich gelangen könnten, so ist es sehr zweckmässig, diese ganze Wunde
oberflächlich zu verschorfen. Hierzu bedient man sich am besten
übrigens nicht der Antiseptica s. s., sondern des Chlorzinks in
$1^0/_0$iger, oder auch noch viel stärkerer Lösung.

beständig stattfindenden Kampfe die pathogenen nicht aufkommen lassen. In der Mundschleimhaut speziell, die ja bekanntlich auffällig immun der Sepsis gegenüber ist, scheinen solche Verhältnisse obzuwalten, und wie dieser Kampf bei der grossen Anzahl von Keimen im Munde sich schon in der Norm geltend macht, so mag er in anderen Gegenden des Körpers erst unter pathologischen Bedingungen beginnen.

Ferner hat man Vorgänge zu beobachten geglaubt, welche darauf hindeuten, dass Bakterien von lebenden Zellen überwunden werden. In der Gegend der Bakterieninvasion sah man amöboide (lymphoide) Zellen auftreten, in deren Leib die Bakterien zunächst aufgenommen wurden, um alsdann zu verschwinden; es muss indessen dahin gestellt bleiben, ob dieses Bild in Wahrheit einen Untergang der Bakterien bedeutet; möglicher Weise stellt es nichts anderes dar, als die schon lange bekannte Aufnahme corpusculärer Elemente in den Zellenleib der Leukocyten.

Wie dem aber auch sei, vieles weist doch darauf hin, dass die menschliche Zelle durch ihre eigensten Leistungen einer Abwehr gegen Angriffe fähig ist. Bleibt, wie wir annehmen müssen, nach allen uns bekannten Sterilisationsprozeduren die Wunde selbst nicht steril, ist es vielleicht ein Ding der Unmöglichkeit, diese absolute Sterilität der Wunde zu erzielen — nun, so werden wir eben dieser Kraft der normalen menschlichen Zelle vertrauen müssen. Wir haben also, — und das sollte diese Ausführung zeigen — allen Grund, die wunden Gewebe zu schonen; dass aber einer solchen Schonung durch Irrigationen mit höchst differenten Chemikalien entgegengearbeitet wird, leuchtet ein.

Legt man unter ganz gleichen Bedingungen zwei Wunden an, spült die eine mit Sublimat aus, die andere aber nicht; wird dann wieder die eine Wunde in der nämlichen Art wie die andere verbunden, nachdem in beide gleichmässig 2 Drains eingeschoben worden sind; belässt

man alsdann während einiger Tage die Wunden unter
ganz egalen Verhältnissen und legt hinterher Culturen
aus den resp. Inhalten der beiden Drains an, so wird
man mehr Culturen aus der mit Sublimat ausgespülten,
als aus der nicht ausgespülten Wunde aufgehen sehen. —
Aber auch von Gesichtspunkten aus, die mehr die
Allgemeinverhältnisse des Organismus betreffen, lässt sich
deduciren, dass der Gebrauch der Antiseptica als Spül-
wässer den Eintritt von Sepsis möglicher·Weise begünstigt.

Wir sind davon ausgegangen, dass die chemischen
Antiseptica Gifte für den menschlichen Organismus darstellen. Ich möchte hier nicht auf die Intoxications-
erscheinungen bei den einzelnen in Betracht kommenden
Mitteln eingehen; das würde den Gegenstand einer
längeren Darstellung bilden. Nur kurz sei erwähnt, dass
alle stärkeren Antiseptica Gifte sind, die ähnlich den
acuten Infectionskrankheiten im Körper Degenerations-
erscheinungen der mannigfachsten Art hervorbringen; alle
wirken schädlich auf die Centralorgane, auf das Blut und
den bluttreibenden Apparat, sowie besonders auf die
grossen Unterleibsdrüsen. Im einzelnen, — etwas sche-
matisch ausgedrückt — schädigt das Carbol zunächst und
im höchsten Grade die Nieren, das Sublimat den Darm-
tractus, und das Jodoform Herz und Centralorgane.
Uebrigens sind bei den schwereren Intoxicationen, wie
gesagt, jedes Mal fast alle Organe befallen; und bei den
leichteren variiren doch die Symptome ausserordentlich, so
dass die Diagnose solcher leichteren Vergiftungen selbst dem
Kundigen bisweilen grosse Schwierigkeiten bereiten kann.

Jedenfalls wirken alle Antiseptica auch decomponirend
auf das Blut.

Nun ist es durch mannigfache Untersuchungen wahrscheinlich gemacht, dass baktericide Stoffe sich im gesunden
Blute vorfinden und bei der Ueberwindung einer Infection
ihre Kraft entwickeln können. Gottstein*) hat gefunden,

---

*) Dtsch. med. Woch. 1890, No. 24. Beiträge zur Lehre von
der Septicaemie.

dass Thiere, welche unter normalen Verhältnissen nach
der Incorporation gewisser Bacillen nicht erkranken, die
Einverleibung dieser nämlichen Bacillen nicht mehr überwinden, sobald ihnen Blutkörperchen-zerstörende Mittel
gegeben worden sind.

Wir haben also, auch aus solchen Ueberlegungen
heraus, allen Grund, Gifte beiseite zu lassen,
welche, indem sie Blut- und speziell Blutkör-
perchen - zersetzend wirken, ganz gewiss den für
die Wundheilung günstigen Eigenschaften des
Blutes nicht gerade förderlich sind. Sollte es gelingen, die bactericiden Stoffe des Blutes zu isoliren, so
würde man möglicher Weise zur Wundirrigation solcher
Wässer sich bedienen können, die diese Stoffe in wirksamer Lösung enthalten; wahrscheinlich würde man dann
finden, dass gerade die ganz indifferenten, den normalen
Körpersäften an Salzgehalt möglichst angepassten Flüssigkeiten es sind, die den genannten Bedingungen entsprechen. — — Doch verlieren wir uns hiermit in
theoretische Spekulationen.

Hat man sich in einer langen Zeit daran gewöhnt,
nach Operationen (in der ganz richtigen Ueberlegung, dass
Fehler vorgekommen sein können) desinficirende Irrigationen vorzunehmen, so wird es schwer halten, dieses
vermeintliche Sicherheitsventil aufzugeben; entschliesst man
sich indessen nach langem Zaudern dazu, so wird man
bald die Beobachtung machen, dass reizlosere Heilungen der Wunden mehr als früher die Regel
bilden.

Ausspülungen der Wunde mit indifferenten Lösungen.

Ganz anders liegt natürlich die Frage, wie weit
Spülungen mit indifferenten Flüssigkeiten während und
am Schluss einer Operation am Platze sind. Dass sehr
viel mit denselben erreicht wird, ist allerdings kaum anzunehmen; jedenfalls soll man sich keiner unter sehr

hohem Drucke arbeitenden Irrigatoren bedienen; sonst könnten statt des gewünschten Effektes der rein mechanischen Fortspülung von Verunreinigungen, diese Verunreinigungen gelegentlich auch einmal tiefer hineingetrieben werden. Gewöhnlichen kleinen Kannen, aus welchen man unter Anwendung einer mässigen Fallhöhe die Flüssigkeit über die Wunden rieseln lässt, ist sicherlich der Vorzug zu geben.

Zu solchen indifferenten Spülungen bedient man sich sterilisirten Wassers, oder noch besser einer Flüssigkeit, welche sich in ihrem Salzgehalt den Körpergeweben anpasst, nämlich der 0,6 %igen, sogenannten physiologischen Kochsalzlösung, welche vor ihrer Anwendung selbstverständlich auch zu sterilisiren ist.

Das trockene Verfahren.

Von einigen Seiten wird nun auch gegen diese, mit indifferenten Flüssigkeiten stattfindenden Berieselungen Einspruch erhoben: es soll grundsätzlich jede Spülung vermieden werden, wie überhaupt bei diesem „trockenen Verfahren" auch sonst keinerlei an Instrumenten, Händen, Nahtmaterial etc. haftende Flüssigkeit mit der Wunde in Berührung kommen soll.

Richtig ist hierbei freilich, dass gewisse Uebelstände, besonders Durchnässung und Abkühlung des Kranken, (auch bei der Berieselung mit warm gehaltenen Lösungen entsteht durch Verdunsten des Wassers eine Abkühlung des Patienten) mit allen Irrigationen verbunden sind. Deswegen stimme auch ich da, wo in intakten Geweben operirt wird, für die Unterlassung selbst dieser indifferenten Spülungen, indem der Haupt- und alleinige Werth eben nur auf die Prophylaxe zu legen ist.

Diese sogenannte trockene Methode setzt an die Stelle des Abspülens das trockene Abwischen. Blut soll beständig mit trockenen Gazestücken abgetupft werden. Dagegen ist gewiss nichts einzuwenden. Dass dieselbe Methode des trockenen Abwischens aber

auch da ihre Vorzüge entwickeln können soll, wo
über die Wunde Eiter rieselt, ist freilich kaum einzusehen, insofern als der Eiter durch das Wischen
tiefer in die Gewebespalten hineingebracht werden
kann. Schonender ist in solchen Fällen wohl doch ganz
leichtes Abspülen.

Immerhin muss der trockenen Methode, also der
Vermeidung jeder Benässung des Operationsfeldes, zugestanden werden, dass, soweit es sich um in intakten
Geweben angelegte Wunden handelt, die Reizlosigkeit
dieser letzteren bei Anwendung der trockenen Methode
vielleicht in noch höherem Grade, als bei irgend einem
anderen Verfahren ausgesprochen ist; zu weit gegangen
erscheint es indessen, wenn man aus dieser Methode
ein nie zu durchbrechendes Prinzip machen will.

Bessere Heilung der aseptisch behandelten Wunden.

In der Unterlassung der desinficirenden
Spülungen liegt der zweite Hauptpunkt der sogenannten aseptischen Methode im Gegensatze zur
früheren antiseptischen. Als erster ist geschildert
worden die Einführung der physikalischen Sterilisationsmethoden an Stelle der chemischen.

Neben den schon erwähnten Vorzügen dieses „aseptischen Operirens" sehen wir nun ausserdem auch eine
bessere, richtiger gesagt eine schnellere Heilung
der Wunden zu Stande kommen.

Dies Verhältniss, das klinisch oft beobachtet werden
kann, ist auch experimentell nachgeprüft und immer
bestätigt worden. Das Auftreten von Kerntheilungsfiguren
(Karyokinese) an den Zellen der durchschnittenen Wund-
schicht, welches natürlich nichts weiter als der Ausdruck
der zur Reparation führenden Proliferationsvorgänge ist,
— wird an aseptisch behandelten Wunden schon
zahlreich am dritten Tage beobachtet, während
nach Sublimatirrigationen diese Prozesse spär-

licher und um ganze Tage retardirt in die Erscheinung treten; ebenso findet die Umwandlung des
Granulationsgewebes in das endgültige Narbengewebe nach
reizenden Bespülungen der Wunde viel später als bei
Unterlassung derselben statt.

Dementsprechend entwickelt sich die Narbe bei der
jetzigen aseptischen Heilung früher zu ihrer endgültigen
Form; sie ist — ein Umstand von grosser Bedeutung —
anatomisch zellenreicher, klinisch fester, weniger
nachgiebig und weniger dehnbar.

Das sind Verhältnisse, die durchaus nicht Wunder
nehmen können. Sie sind der Ausdruck einer grösseren
Schonung der an den Wundrändern liegenden Gewebe.
Wir wünschen, dass zwei Wundflächen, aufeinander gefügt,
auch an einander heilen sollen. Bewirken wir aber durch
Spülungen mit differenten Chemikalien Nekrosen, wenn
auch nur solche alleroberflächlichster Art, so kann von
einem direkten Aneinanderheilen kaum noch die Rede
sein; es wird immer eine Abstossung der oberflächlichsten
Schichten, mag dies auch nur mikroskopisch konstatirbar
sein, stattfinden müssen, bevor eine wirkliche Verheilung
eintritt.

Nach alledem müssen wir in der „Asepsis" im
Gegensatze zur „Antisepsis" einen grossen Fortschritt erkennen. Wir stimmen aber auch ganz und
gar nicht damit überein, wenn in ganz modernen Büchern
der Ansicht immer wieder Ausdruck verliehen wird, dass
sich die sogenannte ideale Asepsis nur unter den günstigsten
Verhältnissen und in gut ausgestatteten Krankenhäusern
ausüben lasse, und dass, um unter minder günstigen Verhältnissen gute Resultate zu erzielen, man antiseptischer
Massnahmen bedürfe.*) Werden unter solchen antiseptischen Massnahmen (Imprägnirung der Verbandstoffe mit
Chemikalien und) Ausspülungen mit antiseptischen Lösungen
verstanden, — und das ist doch sicherlich der Fall —,

---

*) Aus Esmarch, Handbuch der kriegschirurg. Technik. 1893.

so glauben wir, dass ganz im Gegentheil die Weg-
lassung solcher Spülungen einen höheren Grad
von Sicherheit verleiht.

Hegt man aber Zweifel an der Güte der angewandten
Prophylaxe, hat man unter dubiösen Verhältnissen operiren
müssen, so wende man die sicherste Methode,
welche wir kennen, die Tamponade, auch in den
Fällen an, die sich sonst wohl zu einer Vereinigung durch die Naht eignen würden.

Doch von dieser Methode mehr im folgenden Capitel.

Einiges über Drainage und Ausspülung
bei Bauchoperationen.

Die Operationen mit Eröffnung der Bauchhöhle haben
von jeher eine Art besonderer Stellung eingenommen. In
der vorantiseptischen Zeit wegen der mit ihnen verbundenen, ganz besonders grossen Gefahren mehr als irgend
welche anderen Eingriffe gefürchtet, bildeten sie später
den Gegenstand einer wiederum ganz besonderen Sorgfalt.

Das, was wir eben über Drainage und Ausspülung
von Wunden im Allgemeinen besprochen haben, und was
ja, wie aus der Darstellung zur Genüge hervorgeht, im
Widerstreit der Meinungen vielfach erwogen und geprüft
worden ist, — alles das hat natürlich auch in seiner
Anwendung auf die Verhältnisse des Peritoneums zu
Controversen mannigfachen Anlass gegeben.

Für uns sind diese Fragen in Bezug auf uncomplicirte
Laparotomieen (d. h. solche, bei welchen weder septische
Verhältnisse, noch die Eröffnung von Schleimhauthöhlen
eine Rolle spielen) längst in dem Sinne entschieden, dass
die Laparotomieen keine Ausnahmestellung ein-
zunehmen haben, dass also auch bei ihnen von
Drainage und Ausspülung Abstand zu nehmen ist.

Soweit wäre dem im vorigen Abschnitte Gesagten
kaum noch etwas Spezielles über Bauchhöleneröffnungen
hinzuzufügen; und doch ist es interessant, zu sehen, dass

gerade bei diesen Operationen, bei welchen die Gefahr der Sepsis eine ganz besonders drohende ist, diejenigen Massnahmen, von welchen man sich doch eine Art Hülfe versprach, sehr früh von der grossen Mehrzahl der Operateure aufgegeben worden sind.

Es lag gewiss ein grosser Mangel an Logik darin, dass man noch Ströme von Carbol und Sublimat über relativ gar nicht so sehr gefährliche Extremitätenwunden fliessen liess zu einer Zeit, da man Laparotomieen bereits ohne Irrigationen behandelte. Freilich stellte man sich hierbei ganz richtig vor, dass wenig Aussicht vorhanden war, die geöffnete und event. durch Infectionsstoffe verunreinigte Bauchhöhle mittels Spülungen zu reinigen.

Aber ausserdem hatte man auch bereits erkannt, dass die Ausspülungen der Peritonealhöhle mit ganz besonderen Nachtheilen und Uebelständen sich verknüpften.

Zunächst war die, bei der grossen Resorptionskraft der serösen Häute gesteigerte Infectionsgefahr ein noch viel schwerer, als bei anderen Operationen ins Gewicht fallender Uebelstand.

Es kam aber noch hinzu, dass wir nach allen Operationen am Peritoneum auf die Resorptionsfähigkeit desselben angewiesen sind.

Diese Aufsaugekraft, — die allen serösen Häuten innewohnt, die aber bei dem Peritoneum nicht nur wegen des Umfanges dieses Ueberzuges, sondern auch wegen ganz spezieller anatomischer Einrichtungen eine besonders mächtige ist — diese Resorptionskraft bringt es zu Wege, dass während der Operation ergossene Mengen von Blut und Lymphe wieder dem Säftestrom einverleibt werden; und ebenso bewirkt dieselbe Kraft es, dass das einer jeden mechanischen Läsion der Serosa, also auch einem an derselben sich abspielenden operativen Eingriffe mit Regelmässigkeit folgende Exsudat wieder verschwindet.

Nun möge man sich nur darüber klar werden, dass innerhalb der Peritonealhöhle von einer Blutstillung bis aufs letzte, so wie es wohl für gewöhnliche Operationen sich erzielen lässt, gar keine Rede ist, und dass kein comprimirender Verband für ein Aufhören des Aussickerns aus kleinen Capillaren nach beendeter Operation sorgen kann. Zum mindesten also Blut und transsudirende Flüssigkeiten sind, nach kleineren Eingriffen in geringem Grade, nach grösseren Operationen aber recht reichlich in der Bauchhöhle vorhanden. Bei der Unmöglichkeit der Drainage aus diesem Raume, welcher aus Buchten, Engen, Windungen und aus ganz abseits gelegenen, kaum durch schmale Spalten mit dem Ganzen verbundenen Theilen zusammengesetzt ist — bei der Unmöglichkeit der Drainage aus einem solchen Labyrinth würde, falls die Resorptionskraft des Bauchfells geschwächt oder womöglich gar nicht vorhanden wäre, zweifelsohne das eintreten, was, wo es auch immer vorkommen mag, den Eintritt von Sepsis in hohem Grade begünstigt: nämlich Stauung von todten organischen Materien.

Wir haben früher schon gesehen, dass wir nicht umhin können, an die Anwesenheit einer gewissen Anzahl von Infectionserregern in jedweder Wunde zu glauben. Unter den eben geschilderten Umständen würden dieselben in den stagnirenden Flüssigkeiten den geeignetsten Boden für ihr Fortkommen finden.

Was alledem entgegenwirken kann, ist immer nur die Aufsaugekraft der serösen Haut, eine Kraft, welche auf das engste verknüpft ist mit der absoluten Unversehrtheit der zelligen Gebilde, aus denen das Bauchfell sich aufbaut. Die vitale Energie dieser Zellen, oft genug schon herabgesetzt durch Schädigungen, die mit der Operation als solcher unvermeidbar zusammenhängen, haben wir im Uebrigen, aus doppelt und dreifach schwerwiegenden Gründen gerade im Bauchraume, alle Ursache, so weit wie irgend möglich zu erhalten.

Es kann keinem Zweifel unterliegen, dass manch eine Sepsis des Peritoneums durch die Ausspülungen und die mit ihnen verbundene Schädigung der Serosa erst hervorgerufen worden ist. Das haben auch mit Urtheil begabte

Operateure relativ früh eingesehen; und sowohl Spülungen
als auch starkes Abwischen des Peritoneums (man bezeichnete diese Prozeduren mit dem unschönen Wort
„Toilette des Bauchfells") waren zu einer Zeit, da in der
übrigen Chirurgie noch munter mit Carbol und Sublimat
irrigirt wurde, bei den Gynäkologen bereits in starken
Misscredit gerathen. —

Noch mehr Controversen auf dem Gebiete der Bauch-
höhlenchirurgie hat die Drainage, das andere einer mangelhaften Prophylaxe zur Correctur dienen sollende Hülfsmittel,
veranlasst.

Die Bauchhöhlendrainage ist in den verschiedensten
Formen, als Gummiröhren-, Glas-, Capillardrainage etc.
angewandt, verlassen und wieder versucht worden. Bei
uns jetzt im Allgemeinen aufgegeben (ich spreche wohlverstanden immer nur von reinen Laparotomieen), wird
sie in anderen Ländern noch vielfach geübt.

Der Werth oder vielmehr die Werthlosigkeit des Verfahrens bei Bauchhöhlenoperationen lässt sich schon
deduciren aus dem, was oben in der allgemeinen Abhandlung über Drainage gesagt worden ist. Jedes eingelegte Drainrohr leitet auch am Peritoneum nur aus der
allernächsten Umgebung, d. h. nur aus dem Spalt, in
welchem es selbst steckt, ab. Es ist der Effekt eines
Reizes am Bauchfell, Verklebungen zu produciren, in
Folge welcher jeder eingelegte Fremdkörper, also auch
das Drainrohr, von allen Seiten her abgekapselt wird.

Das alles waren Dinge, die eigentlich ganz ausserordentlich leicht zu erfassen, kaum misszudeuten oder
anzuzweifeln waren. Trotzdem aber ist immer wieder
die Drainage des Peritonealraumes empfohlen worden.
Vielfach glaubten nämlich diejenigen, die für dieselbe
eintraten, beobachtet zu haben, dass aus den Drains
nach Laparotomieen sich reichlich Flüssigkeit entleerte: so
hielt man denn doch an einer Fortschaffung von „Wund-
serum" durch die Drains fest und schrieb diesem Umstande die Genesung der Operirten zu.

Die ganz richtige Beobachtung in Betreff der Entleerung von Flüssigkeiten durch die Röhren hatte aber sicher eine falsche Deutung erfahren. Wir nämlich sehen in diesen Flüssigkeiten bloss eine durch den direkten Reiz eines Drains hervorgerufene und aus der allernächsten Umgebung stammende Absonderung, welche ohne die Einfügung des Drains in solcher Menge nicht entstanden, jedenfalls aber von einer intakten Serosa anstandslos aufgesaugt worden wäre. —

Sicherlich sind aber auch ganz direkte Gefahren mit der Anwendung der Drainage in der Peritonealhöhle verbunden. Die Drains hinterlassen immer einen eiternden Gang, der freilich im Allgemeinen nach Beseitigung des Rohrs schnell zuheilt, unter ungünstigen Umständen jedoch auch einmal Anlass zur Secundärinfection geben kann. Es kommt vor, dass die Adhäsionen um das Rohr sehr schwach sind, in seltenen Fällen wohl auch ganz ausbleiben; dass alsdann ein mitten in das Peritoneum hineinführender, von nicht frischen oder gar eiternden Granulationen ausgekleideter Gang Gefahren involvirt, braucht nicht auseinandergesetzt zu werden.

Was die Drainage des Peritoneums für unreine Laparotomieen (d. h. solche, complicirt mit Eiterungen, Darmeröffnungen etc.) leistet, werde ich später auseinanderzusetzen haben; für uncomplicirte Laparotomieen bietet sie jedenfalls keinerlei Vorzüge, mitunter sogar Nachtheile, und stellt deswegen keine zu empfehlende Methode dar.

Wundverband und Naht.

Der Verband schliesst die Wunde von der Aussenwelt ab. Wir wissen heute, dass die Wichtigkeit dieser Aufgabe in früheren Zeiten überschätzt worden ist. Speziell einen Schutz der atmosphärischen Luft gegenüber — der complicirte Lister'sche Deck-Verband sollte bekanntlich einen solchen Schutz gewähren — halten wir heute kaum für nöthig.

Einen zweiten Zweck hat der Verband in der Aufnahme der Wundsekrete zu erfüllen: hierüber ist das Nöthige schon bei der Besprechung der Gaze, Watte etc. abgehandelt.

Der wesentlichsten Aufgabe soll indessen der Verband in Gemeinsamkeit mit der Naht dienen: nämlich die Wundflächen in allen ihren Theilen auf einander gedrückt zu erhalten.

Werden die tieferen Theile nicht an einander gebracht, so ist für sie gar nicht mehr die Möglichkeit, durch eine Art prima intentio zu verheilen, vorhanden. Es hält nicht schwer, eine Antwort auf die Frage zu geben, was eintreten muss, wenn bei äusserlich geschlossener Wunde diese Verheilung der tieferen Schichten nicht eintritt: Bildung von Hohlräumen, und innerhalb dieser letzteren Stauung alles dessen, was an Flüssigkeiten (Blut, Lymphe) in der Wunde vorhanden ist oder sich später bildet, muss die nothwendige Folge sein. Diese Stauungen sind aber, wie dies oft schon auseinandergesetzt ist, die erste Staffel auf dem Wege zur Sepsis.

Es kommt nicht nur darauf an, Massregeln gegen das Hineindringen von Mikroorganismen in die Wunde zu treffen, sondern es ist auch dafür Sorge zu tragen, dass den trotz aller Massregeln hineingelassenen das Leben nicht gerade leicht gemacht werde. —

Erfüllt Naht und Verband die Aufgabe, jegliche Hohlraumbildung in der Tiefe zu vermeiden, so werden sie viel zur Sicherung eines guten Ausganges beitragen.

Besonders die Naht kann in geschickter Hand Ausserordentliches in dieser Beziehung leisten. Es ist möglich, recht grosse und komplicirte Wunden schon durch eine einzige Nahtreihe auch in ihren Ausbuchtungen vollständig aneinanderzubringen, wenn man sich nur sehr langer, fester Nadeln bedient und auf dieselben auch in der Tiefe die Theile so aufzuspiessen versteht, wie sie später an einander

liegen sollen. *) Derselben Aufgabe dienen die vielfach
geübten Etagennähte: in einzelnen Schichten, von der
Tiefe nach der Oberfläche fortschreitend, wird die Wunde
allmählich immer mehr verflacht, bis die Naht der Cutis
die letzte Reihe bildet.

Vielfach wird eine auf diese oder jene Weise angelegte
Naht ihren Zweck so vollkommen erfüllen, dass höchstens
nur noch ein keimfreies Pflaster oder etwas Jodoform-
collodium **) zum Schutze gegen äussere Verunreinigungen
die Nahtlinie zu decken braucht. Wunden von der Art
und Grösse einer Herniotomie können z. B. ganz gut in
dieser einfachen Manier versorgt werden.

In komplicirteren Fällen wird der Verband die Naht
in dem Sinne zu unterstützen haben, dass mittels desselben
alle tiefen Wundschichten auf einander gehalten, Ausbuchtungen verflacht und todte Räume vermieden werden.
(Volkmann'scher Compressivverband).

Zu schildern, in welcher Art dies im Einzelnen zu
erreichen ist, kann hier nicht meine Aufgabe sein. Wer
gut die sogenannten typischen Verbände anzulegen gelernt
hat, wird sich schon zurecht finden. Genaue Erwägung,
wie die Wunde beschaffen ist und was für Touren dien-
lich sind, vor allem aber Uebung, werden den Verband
ausserordentlich leistungsfähig in Bezug auf den genannten
Zweck machen: so muss es z. B. gelingen, die tiefe Aus-
buchtung der ausgeräumten Achselhöhle nach der typischen
Extirpation der carcinomatösen Mamma mittels richtig

---

*) Nur Knopfnähte, niemals fortlaufende Nähte sind da am Platze,
wo eine einzige Nahtreihe eine nicht mehr ganz einfache Wunde
schliessen soll.

Hingegen ist für Etagennähte die fortlaufende Naht wohl ver-
wendbar.

**) Ich bediene mich nie des Jodoformcollodiums, das mannig-
fache kleine Unannehmlichkeiten mit sich bringt; vielmehr bringe
ich in solchen Fällen auf die Wunde ein kleines sterilisirtes Gaze-
läppchen, welches mit gekochter Vaseline bestrichen ist, und klebe
alsdann mit einem Heftpflasterstreifen das Gazestückchen fest.

angelegter Bindentouren ganz zum Verschwinden zu bringen. Ein mangelhaft angelegter Verband, womöglich noch vergesellschaftet mit schlechter Tiefennaht, wird hingegen eine wahre prima geradezu unmöglich machen.

Anhang:
Die Behandlung unter dem feuchten Blutschorf.

Die Beobachtung, dass Blut, in die Zwischenräume von Wunden ergossen, zu Gewebebestandtheilen umgeformt wird, also eine Art plastischen Materials darstellt, stammt aus der Anfangszeit der Antisepsis her. In Volkmann's Beiträgen finden sich bereits diesbezügliche Erörterungen.

Viel später lehrte Schede*) diese Eigenschaften des Blutes methodisch für die Heilung gewisser Kategorien von Wunden zu benutzen. Die Räume zwischen Wundflächen soll man absichtlich vollbluten lassen; wo es angängig ist, wird die Haut über der so behandelten Wunde zusammengezogen; nur das überschüssige Blut soll durch Lücken in der Wundnaht zu entweichen Gelegenheit haben; ferner soll an freiliegenden Stellen das Blutkoagulum durch protective silk geschützt werden.

Was nun zunächst die Fälle anbetrifft, in welchen wir die Wunde durch tiefe Naht und Compressivverband schliessen, so bleibt eine gewisse Menge Blut allerdings auch in so behandelten Wunden zurück, aber doch immer nur in den unvermeidbaren kleinen Spalten und Lücken, jedenfalls nirgends in grösserer Ansammlung: ich kann nicht finden, dass in allen diesen eben genannten Fällen die Methode der Blutschorfbehandlung irgend etwas ihr Eigenthümliches besässe; sie käme hier genau auf dasselbe wie die übliche Methode heraus.

Anders liegen die Verhältnisse da, wo weder Naht noch Verband den totalen Wundverschluss herbeiführen können. Das sind in der Hauptsache Fälle, bei denen

---

*) Kongress der Dtsch. Ges. f. Chir. 1886.

Hohlräume, umgeben von unnachgiebigen, besonders also knöchernen Wandungen, innerhalb des Operationsterrains stehen bleiben. Es handelt sich demgemäss also um Nekrotomieen irgend welcher Art, um Evidements tuberculöser Knochen und um Extirpation von Knochentumoren mit Erhaltung der Continuität des Knochens (myelogene Riesenzellensarkome); allenfalls auch um gewisse Gelenkoperationen.*)

Da die Ausheilung solcher, von starren knöchernen Wandungen umgebenen Hohlräume bei der gewöhnlichen Methode viele Wochen, ja Monate in Anspruch nimmt,**) so kann hier sehr wohl ein Verfahren wie das Schede'sche in Frage kommen, sei es nun, dass man direkt primär im Anschluss an die Operation die starrwandigen Höhlen vollbluten lässt, oder dass man secundär die betreffenden Wandungen mit dem scharfen Löffel anfrischt, um auf diese Weise das nöthige Blut sich zu verschaffen.

Gelingt die Methode (d. h. zerfällt das Blutgerinnsel nicht), so wird natürlich eine sehr beträchtliche Abkürzung der Heilungsdauer erzielt.

Indessen sind die Meinungen sehr getheilt in Betreff des Procentsatzes, in welchem ein solches Gelingen der Methode zu verzeichnen ist. Als feststehend kann betrachtet werden, dass da, wo irgend welche Reste von pathogenen Keimen innerhalb des Operationsterrains zurückbleiben, der feuchte. Blutschorf wenig Aussichten gewährt: Das Blutgerinnsel wird fast mit absoluter Sicherheit zerfallen.

Verschweigen kann ich auch nicht, dass sehr gewichtige Stimmen sich erhoben haben, welche die Möglichkeit einer

---

*) Ausnahmsweise kommen vielleicht noch starrwandige Hämatome in Betracht; dann auch noch einzelne Operationen, nach denen wir aus ganz besonderen Gründen die Wunde klaffend erhalten wollen (Phelps'sche Klumpfussoperation).

**) Versuche, die leidig lange Dauer bis zur Heilung solcher Wunden, besonders der Nekrotomieen, abzukürzen, sind auch sonst gemacht worden: Austapezirung der Höhle mit hineingestülpter und angenagelter Haut, oder Epidermisirung auf anderem Wege.

Organisation des Blutgerinnsels überhaupt verneinen und mithin in dem ergossenen Blut nichts weiter als einen unter allen Umständen zu eliminirenden Fremdkörper sehen.

Ohne dass ich in der Lage bin, zu entscheiden, wie weit die Ansicht, derzufolge das Prinzip der Methode kein richtiges sein soll, zutrifft, möchte ich doch noch einmal constatiren, dass erstens einmal die Methode nur für die sehr beschränkte Zahl der oben erwähnten Kategorieen von Operationen in Frage kommen kann, und dass zweitens selbst unter diesen wenigen Fällen nur diejenigen Aussicht auf Erfolg gewähren, bei welchen jede Spur von Eiterung oder dergleichen ausgeschlossen ist.

CAPITEL IX.

Wundverlauf.

Normale Heilung.

Im vorigen Capitel ist auseinandergesetzt worden, welche Wunden sich zur primären Vereinigung eignen.

Berücksichtigt man die angegebenen Gesichtspunkte und muthet man nur den Wunden, die es vertragen können, den Verschluss zu, so wird, wenn nur die Prophylaxe wirklich gut gewesen war, der erste Verband in der überwiegenden Mehrzahl aller Fälle bis zur endgültigen Heilung liegen bleiben können. Ob diese endgültige Heilung nach 8 oder nach 14 Tagen oder gar erst nach 4 Wochen eingetreten sein wird, das hängt von ganz speziellen Verhältnissen ab: einfache Weichtheilwunden ohne Spannung werden sehr schnell; solche, die unter starker Spannung (nach grossen Hautdefecten) zusammengezogen sind, später; und Wunden, in welchen Knochenenden mit einander erst verwachsen sollen, noch viel später definitiv geheilt sein.

Störungen im Wundverlauf.

Soweit wäre die Nachbehandlung einer Operationswunde einfach und leicht. Nicht so leicht ist es, Störungen im Wundverlaufe zu erkennen, und insbesondere sie so frühzeitig zu diagnosticiren, dass mit Aussicht auf Erfolg eingeschritten werden kann.

Ganz allgemein ausgedrückt, sind Fieber und Schmerzen diejenigen Symptome, welche darauf hindeuten, dass eine Wunde inficirt ist. Doch verdienen in Bezug auf das Gewicht, welches diesen Symptomen beizumessen ist, eine ganze Menge von Punkten Berücksichtigung; und ich will diese letzteren wenigstens anzudeuten hier versuchen.

Zunächst muss man wissen, dass eine in ihrer Stärke ausserordentlich differirende Schmerzhaftigkeit nach Anlegung einer jeden Wunde auftritt. Ist schon die Sensibilität der einzelnen Menschen sehr verschieden, so kommt noch hinzu, dass manche Individuen viel mehr als andere geneigt sind zu klagen; nicht minder grosse Differenzen bringt die Art der Wunde mit sich (reine Schnittwunden verursachen geringeren Wundschmerz als Operationen, bei denen die Theile sehr gedehnt und gequetscht worden sind).

Dieser im direkten Anschluss an die Operation auftretende Wundschmerz hat für den Kranken zwar eine ziemlich grosse, für die Beurtheilung der Wundverhältnisse indessen keine Bedeutung. Charakteristisch für denselben ist, dass er sehr bald, nach 1 bis 12 Stunden, abklingt, seltener schon bis 24 Stunden und noch seltener längere Zeit anhält.

Tritt indessen erst am Ende des ersten oder im Verlaufe des zweiten Tages Schmerz auf, so ist dies verdächtig und besonders dann, wenn der primäre Wundschmerz einem relativen Wohlbefinden für kurze Zeit bereits Platz gemacht hatte. Lassen sich jetzt nicht rein lokale Gründe (Drücken des Verbandes an einzelnen Stellen oder dergleichen) für den Schmerz auffinden, hält derselbe an, oder wird er gar stärker, tritt vor allen Dingen gleichzeitig Fieber auf, so wird man im Allgemeinen nicht fehl gehen, wenn man eine Störung in der Wundheilung diagnosticirt. —

Was das Fieber anbetrifft, so ist zu berücksichtigen, dass geringe Temperaturerhöhungen im direkten Anschluss an die Operation (bis 38,5 oder 39,0; manchmal aber noch höher), bekannt unter dem Namen des aseptischen Fiebers (Volkmann, Genzmer), keine schlimme Bedeutung haben. — Ueber die Ursache dieses aseptischen Fiebers differiren auch heute die Meinungen der Autoren noch sehr. Wahrscheinlicher Weise hängt dasselbe mit der Resorption von Blutfermenten zusammen; es wird dementsprechend auch bei subcutanen Verletzungen, zumal solchen, die mit grossen Zertrümmerungen einhergehen, beobachtet (Frakturen, besonders schwere Oberschenkelfrakturen).

Um aus dem Fieber eine Wundinfection diagnosticiren zu können, muss man ferner alle anderen, zufälligen und nicht zufälligen, mit Fieber einhergehenden Complicationen auszuschliessen im Stande sein.

So machen Intoxicationen mit manchen zum Zwecke der Wundbehandlung angewandten Antisepticis (besonders Jodoformintoxicationen) Fieber: dieser Fieberursache wird man, wenn man nur den in dieser Schrift aufgestellten Maximen folgt, für gewöhnlich schon aus dem Wege gehen. Aber auch die Resorption des Jodoforms, nach Einspritzungen bei der Tuberculose-Behandlung, verursacht, ohne dass man berechtigt wäre, von einer eigentlichen Intoxication zu reden, Temperatursteigerungen von verschiedener Stärke und verschiedener Dauer. — Einspritzungen von Jodtinktur bei der Hydrocelen-Kur bewirkt ebenfalls Erhöhung der Temperatur als Folge der Jodresorption oder als Ausdruck einer durch chemischen Reiz producirten adhäsiven Entzündung. Mit solchen Temperatursteigerungen sind gewöhnlich auch Schmerzen verknüpft, doch hat der ganze Symptomenkomplex mehr den Charakter einer starken Reaktion als den einer Infection. — Alle diese Dinge muss man kennen, um nicht auf falsche Fährte zu kommen. —

Am verdächtigsten ist das Fieber, welches am Nachmittag des der Operation folgenden Tages zum ersten Male erscheint. Je höher die Temperatur steigt, je schneller der Puls, je heftiger der oben geschilderte

Schmerz sich entwickelt, je mehr überhaupt das All-
gemeinbefinden in Mitleidenschaft gezogen wird, desto
tiefer sinkt die Aussicht auf eine „normale" Wundheilung.

Atypisch verlaufende Infectionen.

Von diesem eben angedeuteten Gange der auf eine
Wundinfection hinweisenden Erscheinungen kommen sehr
viele und sehr wichtige Ausnahmen vor, und es würde
die Grenzen, die dieser Schrift gesteckt sind, sehr über-
schreiten, wollte ich auf die Einzelheiten eingehen.

Hier nur einige Andeutungen: Jeder Arzt kennt die
Form von foudroyanter Peritonitis im Puerperium, die
ohne Schmerzen, ohne hohe Temperaturen, in wenigen
Tagen, nur unter den Zeichen der grössten Herzschwäche
zum Tode führt. Zur Erklärung eines solchen sehr auf-
fälligen Verlaufes muss man sich vorstellen, dass die
schwere Prostration des gesammten Körpers nicht mehr
aufkommen lässt die hohen Temperaturen, welche ja eine
Reaktion des Organismus bedeuten, — und dass die
Alteration der Centralorgane aufhebt die Schmerzempfindung.

Ueberhaupt aber bietet die Infection der grossen
serösen Häute, besonders die des Peritoneums, am meisten
Abweichungen vom Typus. Einerseits kommt es vor,
dass, ohne den gewöhnlich zwischen Operation und Erscheinungen der Sepsis liegenden freien Zeitraum, die
ersten Zeichen der Infection sich ganz direct im Anschluss
an die Operation zeigen; andererseits sind es auch gerade
die peritonealen Infectionen, die manchmal einen Zwischen-
raum von mehreren Tagen gebrauchen, um manifest zu
werden.

Diese bisweilen so lang dauernde Latenz der Infection
mag in vielen Fällen ihre Erklärung darin finden, dass
die Infection Anfangs unerkannt geblieben ist. In
anderen Fällen kann man sich des Eindruckes nicht
erwehren, dass gerade bei den peritonealen Infectionen
noch nach Beendigung der Operationen Verhältnisse,

welche die Infection gewissermassen erst ausbilden, massgebend sein können.

Beobachtet man scharf, so wird man hin und wieder
konstatiren, dass von solchen gewissermassen verspätet
auftretenden Erscheinungen einer stattgefundenen Infection
Individuen mit schwacher Herzthätigkeit oder auch
Nephritiker betroffen werden. Es würde sich hierbei also
handeln um Menschen, bei welchen Herz und Nieren
nicht den Grad von Lebhaftigkeit des Stoffwechsels zu
unterhalten im Stande sind, der doch wohl nothwendig
ist; und zwar in dem Sinne nothwendig, um die innerhalb
des Peritoneums sich im Anschlusse an jede Operation
bildenden Blutansammlungen und Exsudate wieder über-
zuführen in die Lymph- und Blutbahnen, und so zugleich
den vorzüglichsten Nährboden für die Weiterentwicklung
der in geringer Anzahl wahrscheinlich bei jeder Operation
übertragenen Mikroben fortzuschaffen. Hier stossen wir
auf Fragen, die eng mit dem Wesen der Infection zusammenhängen, und die an früheren Stellen dieses Büchleins ja schon gelegentlich ventilirt sind. Ich möchte
indessen diese recht delicaten und bisher auch keineswegs
klaren Punkte nur streifen, um anzudeuten, wie unter
gewissen Umständen doch recht wenig typisch das, was wir
Wundinfection nennen, in die Erscheinung zu treten vermag.

So leicht also in einfachen Fällen die Frage, wann
eine Wunde inficirt ist, sich gestaltet, so gross können
die Schwierigkeiten sein, welche sich unter komplicirten
Verhältnissen ergeben; sie gehören zu den grössten in der
Praxis vorkommenden, und ihre Ueberwindung wird nur
demjenigen möglich sein, dem umfangreiche und durch
lange Uebung erworbene Kenntnisse zur Seite stehen.

Massregeln bei constatirter Wundinfection.

Liegt Grund vor zu der Annahme, dass eine Operationswunde inficirt ist, so inspicire man dieselbe. Zumal
dann, wenn der infectiöse Prozess schon nicht mehr ganz

im Beginn ist, werden Schwellung, Röthung und Schmerz
an der Wunde wahrnehmbar sein.*)

In leichteren Fällen wird vielleicht die Lockerung
einer oder mehrerer Nähte, die Eröffnung eines Theiles der
Wunde genügen, um den Schaden zu beseitigen.

In schwereren, oder vielmehr in allen zweifelhaften
Fällen zögere man indessen nicht damit, sämmtliche Nähte
zu lösen, mit dem Finger**) die ganze Wunde aufzumachen,
um sie mit Tamponade nach den im nächsten Capitel
niederzulegenden Regeln zu behandeln. Sind die deletären
Stoffe nicht gleich Anfangs in die Blutbahnen übergegangen,
so wird es durch die Eröffnung und Tamponade der
Wunde in der grossen Mehrzahl aller Fälle gelingen, den
Patienten zu retten.

Welche Grenzen aber dieser Methode unter gewissen
Verhältnissen gesteckt sind, — ob beispielsweise die peri-
toneale Höhle, nachdem sie inficirt ist, wieder eröffnet
werden soll, und ob dieselbe überhaupt sich in einer wirksamen Weise tamponiren lässt, — das sind Fragen, die,
augenblicklich viel discutirt, doch ihrer Lösung noch sehr
fern sind, und die hier zu besprechen, uns in zu spezielle
Erörterungen hineinführen würde.

---

*) Indessen fehlen manche Male und gerade bei den schwersten
Fällen von Infection diese 3 eben erwähnten, altbekannten Cardinal-
punkte der Entzündung — tumor, rubor, dolor; die deletären Stoffe
sind sofort in die Blutbahnen übergeführt worden und machen in
loco morbi keinerlei Erscheinung.

**) Auch nach etwaigen Retentionen soll stets mit dem Finger,
nie, wie das oft geschieht, mit der Sonde gesucht werden. Die Sonde
kann zu leicht in ganz normale Spalten hineindringen und dieselben
inficiren.

Die Versorgung der nicht zur primären Vereinigung geeigneten Wunden.

Bei welchen Wunden die Naht nicht angewandt werden soll.

Die kürzere Heilungsdauer einer per primam geheilten Wunde ist ein Faktor, der uns im Allgemeinen bestimmen muss, die Naht da, wo es ohne Gefahr für den Kranken möglich ist, anzuwenden.

Welche Fälle nun aber eine Gefahr involviren, ist sattsam aus den früheren Capiteln her bekannt. Nähe der Körperostien, Communication mit Schleimhäuten, Quetschung der Wundränder, überhaupt die Neigung derselben zu Nekrose, besonders aber Complication mit bestehender Sepsis, das sind im Wesentlichen die Umstände, welche zwar nicht immer, aber doch oft eine Contraindication gegen den primären totalen Wundverschluss abgeben.

Gegebenen Falls die Entscheidung zu treffen, ist Sache der Erfahrung. Hier nur einige wenige Anhaltepunkte:

Das mit der Naht bei Schleimhäuten stets verbundene Risiko kann man auf sich nehmen eher in der Vagina, die doch unter normalen Verhältnissen keine schweren Gefahren für Wunden birgt, als am Rectum. Im Rectum wiederum eher bei kleinen als bei grösseren Wunden:

nach sauberer Exstirpation einer Mastdarmfistel kann die
Naht versucht werden, nach der Entfernung eines umfangreichen Rectumcarcinoms ist sie mit so grossen Gefahren verbunden, dass, wer nicht sehr geübt ist in der
allerfrühzeitigsten Erkennung der im Anschluss an die
Operation etwa auftretenden Sepsis, grundsätzlich davon
abstehen sollte, in solchen Fällen zu nähen.

Wie weit die Ernährungsverhältnisse der Wundränder
die Aussichten auf eine prima schon von vornherein unmöglich machen, — dies zu beurtheilen, hängt ebenfalls
von der Gestaltung des einzelnen Falles ab. Eine grosse
Rolle spielt die Blutversorgung etwa gebildeter grösserer
Lappen. Bei Quetschungen suche man nach Anhalte-
punkten, um die Aussicht der gequetschten Theile auf
eine restitutio in integrum zu taxiren. — Manche Allge-
meinkrankheiten (Diabetes, starkes Gefässatherom) haben
eine so hochgradige Verschlechterung der Ernährungsverhältnisse aller Theile des Organismus, mithin auch der
Wundränder in ihrem Gefolge, dass bei Diabetes speziell
es am gerathensten ist, irgend grössere Operationswunden,
wenn man sie anzulegen genöthigt ist, prinzipiell nicht
durch die Naht zu schliessen.

Am schwierigsten sind Regeln dafür aufzustellen, wie
weit Complication mit septischen Prozessen den Schluss
der Wunde contraindicirt. Wird im Verlaufe einer Operation alles Septische bis auf den letzten Rest entfernt,
bleibt nur intaktes Gewebe zurück, so ist die Naht der
Wunde sehr wohl möglich, vorausgesetzt dass der Operateur es versteht, mit den zur Entfernung kommenden
septischen Theilen nicht die reinen Partien zu inficiren:
Ein ulcerirendes Krebsgeschwür giebt, nachdem es vollkommen ausgerottet ist, keinen Hinderungsgrund mehr
für die Naht der Wunde ab. Ebenso kann nach Exstirpation eines Tubenempyems der Bauch geschlossen werden;
ist nur während der verschiedenen Manipulationen kein
Eiter in die Bauchhöhle geflossen, so wird die Heilung
glücken. —

Anders liegt das Verhältniss, sobald es der Natur der Sache nach gar nicht gelingen kann, die septischen Produkte in ihrer Totalität zu entfernen. Werden z. B. die eitrigen Parametrien im Verlaufe einer Laparotomie eröffnet, so muss man darauf gefasst sein, dass noch nach Beendigung der Operation unzählige Eiterungserreger nachrücken: in solch einem Falle würde es ein grosser Fehler sein, die Wunde zu schliessen, und so den Bakterien zu erlauben, sich den Weg, den sie einschlagen wollen, selbst zu wählen; vielmehr weise man ihnen den Pfad an, indem man (möglichst nach Abschluss der Peritonealhöhle) die eitrig infiltrirten. Partien tamponirt und die Tampons nach der äusseren Haut hinleitet.

Auch der Grad der Infectiosität wird bei Erwägungen solcher Art eine Rolle zu spielen haben.

So muss man wissen, dass der bei Tuberkulose erzeugte hellgelbe, mit Krümeln vermengte Eiter, so lange er diesen seinen Charakter bewahrt, Gefahren ungleich geringerer Natur für die Wundheilung mit sich bringt, als anderer Eiter: Rinnt bei einer Resektion wegen Gelenktuberkulose der Inhalt der tuberkulösen Abscesse über das Operationsfeld, so werden wir trotzdem die Naht der Wunde riskiren dürfen; hingegen macht der eitrige Inhalt des Hüftgelenks, wenn die Vereiterung die Folge einer in der Nachbarschaft sich abspielenden acuten, infectiösen Osteomyelitis ist, den Schluss der Wunde nach der vielleicht vorgenommenen Resektion unmöglich.

Einen guten Anhaltepunkt, um zu beurtheilen, wessen man sich von dem Eiter eines bestimmten Falles zu versehen hat, wird das Fieber abgeben, welches schon vor der Operation vorhanden war: So kommen z. B. (auch gerade innerhalb der Peritonealhöhle) Reste eingedickten Eiters vor, die gar keine Temperaturerhöhungen bewirken; vielleicht sind in solchen Fällen die ursprünglichen Eiterungserreger längst schon abgestorben; jedenfalls kann man die Gefahren, welche solche abgesackten Reste mit sich bringen, wenn auch keineswegs ganz vernachlässigen, so doch relativ gering anschlagen. — Auch die beiden vorhin erwähnten Eitersorten, der tuberkulöse und der acut osteomyelitische, unterscheiden sich krass dadurch von einander, dass die Bildung des ersteren ganz ohne Fieber, oder wenigstens mit nur geringem, die des letzteren jedoch mit sehr hohen Temperaturen einhergeht. —

Ich möchte mich auf diese Andeutungen beschränken. Nur noch eins: wer zweifelhaft ist, ob eine Wunde die Naht vertragen kann, der bedenke, dass die Unterlassung der letzteren nie*) wesentlichen Schaden zufügt.

In allen solchen Fällen ist die Tamponade dasjenige Verfahren, welches zur Anwendung kommen soll.

An Gefahrlosigkeit dem primären Wundverschluss um eine ganze Welt überlegen, kann die Tamponade nicht genug gerühmt werden: sie verleiht selbst dem Anfänger in der Chirurgie auch in schwereren Fällen diejenige Sicherheit, welche sonst nur das Produkt langer Uebung ist.

Allgemeines über die Tamponade.

Die Tamponade ist in weit höherem Grade als irgend eine Form der Röhrendrainage befähigt, in wirkungsvoller Weise jedes in jedem Theil einer Wunde producirte Sekret abzuleiten. Gleichmässig in alle Buchten der Wunde hineinragend und Verlöthungen der Gewebe nur da verursachend, wo eine Sekretableitung gar nicht mehr beabsichtigt wird, hat die Tamponade vor der Anwendung von Röhren noch den grossen Vorzug, dass die Capillarwirkung, auf welcher die Saugkraft der Gaze beruht, so gut wie nie im Stiche lässt, während bei der Röhrendrainage wir mit Bedingungen der verschiedensten Art zu rechnen haben: wir müssen daran denken, dass die Flüssigkeit in den Drains sich im Allgemeinen nur in der

---

*) Natürlich abgesehen von den Fällen, bei welchen die Naht ein essentieller Theil der Operation ist (plastische Operationen).

Richtung der Schwerkraft bewegt, und dass bei Abknickung oder Verstopfung der Lumina eine Weiterbeförderung des Inhaltes überhaupt ausgeschlossen ist.

Im Uebrigen verweise ich bezüglich der Drains auf das, was ich über die Mangelhaftigkeit ihrer Wirkung bereits im zehnten Capitel gesagt habe.

Es sind nur Ausnahmefälle, in welchen die Röhren einen Vorzug vor der Gazetampon-Drainage verdienen. Wird mittels Gaze durch einen engen Kanal drainirt, so entstehen, zumal wenn durch diesen Kanal hindurch eine Ableitung aus einem grösseren, reichlich absondernden Cavum stattfinden soll, leicht Störungen. Es kann dazu kommen, dass der im Kanal liegende schmale Theil des Gazetampons den Kanal nur noch verschliesst, aber, indem er selbst comprimirt wird, aufhört, aus der Tiefe die Sekrete anzusaugen und weiter zu führen. Dieser Fall ist z. B. möglich, wenn nach der Operation eines Pleura-Empyems durch die Schnittöffnung hindurch die Gaze den Eiter aus der Pleurahöhle ableiten soll. Obwohl es sich hier um Uebelstände handelt, die bei geschickter Anwendung der Gazetamponade vermeidbar sind, so ist doch nicht zu verkennen, dass bei solcher Gelegenheit ein in den Thorax hineingestecktes Drainrohr sicherer functionirt. — Doch bleiben diese Fälle, in welchen die Röhren den Vorzug vor der Gazetamponade verdienen, Ausnahmen.

Das Jodoform. Die Tamponade mit Jodoformgaze.

Die Tamponade ist natürlich unter allen Cautelen der Asepsis und mit aseptischem Material auszuführen.

Mit Chemikalien präparirter Gaze, etwa der Carbol- oder der Sublimatgaze, sich zu bedienen, liegt im Allgemeinen kein Grund vor.

Eine Ausnahmestellung nimmt die jodoformirte Gaze in gewissen Fällen ein. Zunächst bei allen der Tuberkulose zugehörigen Prozessen; dem Jodoformgehalt des zu

verwendenden Mulls fällt hier dieselbe Bedeutung zu, wie
dem sonst bei der Behandlung tuberkulöser Prozesse verwandten Jodoform; indessen gehört diese specifisch anti-
tuberkulöse Wirkung nicht hierher.

Wohl aber besitzt das Jodoform auch Eigenschaften,
die es zu einem für die eigentliche Wundbehandlung
gleichfalls wichtigen Mittel stempeln. Das Jodoform, zuerst empirisch als ein in der Wundbehandlung sehr
brauchbares Mittel erkannt; später aus theoretischen
Gründen — weil man nämlich nachwies, dass es bakterien-
tödtende Eigenschaften in höherem Grade, wie solche
dem Carbol und Sublimat zukommen, nicht besitzt und
sogar sich selbst gegen Verunreinigungen mit Mikroben
nicht zu schützen im Stande ist, — später also vielfach
und heftig angefeindet, wurde das Jodoform endlich durch
gründliche und von verschiedenen Seiten angestellte Untersuchungen rehabilitirt. Auf dem Wege des Experiments
gelangte man zu der Erkenntniss, dass es — zwar ohn-
mächtig gegen die Coccen und Bacillen selbst — doch
die Entwicklung der giftigen Stoffwechselprodukte derselben,
der Ptomaine und Toxine, verhindert.

Rein praktisch genommen, liegt das Verhältniss so,
dass zumal da, wo wirkliche Fäulnissprozesse interkurriren
können, das Jodoform dieselben hintanzuhalten wohl vermag: daher seine grosse Bedeutung für die Tamponade
bei Operationen am Mastdarm, im Mund und in der
Vagina. Mehr ein fäulnisswidriges als ein antiseptisches
Mittel in dem Sinne von Carbol und Sublimat, hat das
Jodoform mit diesen eigentlichen alten Antisepticis kaum
etwas gemein: während Carbol und Sublimat, die an und
für sich starke Bakteriengifte sind, bei der Berührung mit
den Eiweisskörpern des menschlichen Organismus in unwirksame Verbindungen übergehen (s. Cap. IV), erlangt
das Jodoform seine Wirksamkeit gerade erst dadurch, dass
es sich zersetzt und dass seine Zersetzungsprodukte schädlich werden den im Verlaufe des Stoffwechsels der
Bakterien sich bildenden Ptomainen.

Gemeinsam mit Carbol und Sublimat hat Jodoform
bloss das, dass es, wie diese, ein starkes Gift für den
menschlichen Organismus darstellt, in verschieden hohem
und deswegen für das einzelne Individuum schwer zu
berechnendem Grade.

Aus diesem letzteren Grunde soll das Jodoform keineswegs prinzipiell und überall zur Tamponade verwandt
werden; indem wir es für die Operationen am Mastdarm,
an der Vagina und im Mund, sowie für einige wenige
andere Zwecke reserviren, müssen wir noch anrathen, auch
in diesen Fällen es mit Vorsicht zu verwenden. Be-
schleunigter Puls, Appetitmangel, vor allem leichte Veränderungen der Psyche indiciren das sofortige Aussetzen
des Mittels.

Wundheilung bei Anwendung der Tamponade.

Die Tamponade wird nach 1 bis 8 bis 14 Tagen,
je nach dem Befinden der Wunde, erneuert; jodoformirte
Gaze*) kann im Allgemeinen viel länger als gewöhnliche
liegen bleiben.

Bei jedem Wechsel des Verbandes wird man, auch
wenn die ganze Tiefe mit all ihren Buchten fest austam-
ponirt war, dennoch eine sehr schnell fortschreitende Aus-
füllung der Wunde durch Granulationen konstatiren.
Ueberhaupt vollzieht sich die endgültige Verheilung selbst
bei immer wiederholter Tamponade — Reaktionslosigkeit
der Wunde vorausgesetzt — viel schneller, als meistens
angenommen wird; ebenso ist es ein Irrthum, extra breite
und unschöne Narben als Endresultat der mit Tamponade
behandelten Wunden zu erwarten. Lässt man z. B. eine
Hüftgelenkresektion wegen Tuberkulose mittels öfters zu
wiederholender Tamponade heilen, so wird die Heilungs-

---

*) Dass dieselbe am besten durch blosses Einstreuen von Jodo-
form in sterilisirte Gaze bereitet wird, ist schon im Capitel VI.
bemerkt.

dauer nicht gar so viel mehr Zeit in Anspruch nehmen
als nach Ausführung der Naht, und die schliessliche Narbe
wird keine wesentlich schlechtere Configuration aufweisen.*)

Die temporäre Tamponade.

Ich kann deswegen keinen so grossen Vortheil darin
sehen, die bis zur Heilung fortzuführende Tamponade zu
ersetzen durch die sogenannte temporäre Tamponade,
ein Verfahren, bei welchem man die Wunde im direkten
Anschluss an die Operation ausstopft und später erst,
nach ein oder mehreren Tagen, die Naht vornimmt.

Involvirt diese Secundär-Naht schon Unbequemlich-
keiten mannigfacher Art (event. neue Narkose!), so muss
noch ausserdem betont werden, dass auch bei einer nach
24 Stunden angelegten Naht, Gefahren nicht ausgeschlossen
sind. Die Hauptsache aber bleibt, dass, wie eben schon
erwähnt, die Tamponade ganz gut und ohne Schaden bis
zum Schluss durchgeführt werden kann.

Feuchte Tamponade.

Die Gazetamponade wird im Allgemeinen als trockene
Tamponade angewandt.

Nur wenn es sich um sehr zähe, klebende Sekrete
handelt, liegt die Möglichkeit vor, dass in die trockene
Gaze hinein die Sekrete mangelhaft aufgenommen werden.
Man kann in solchen Fällen die Gaze vor ihrer Anwendung
mit sterilisirtem Wasser tränken und, wie ich es zu thun
pflege, durch öfteres Uebergiessen mit sterilisirtem Wasser
den ganzen Verband beständig feucht erhalten. Das
wären auch die einzigen Fälle, in welchen man Gummi-
papier, durch welches ebenfalls die Feuchtigkeit des Verbandes conservirt wird, in den letzteren einschalten kann.

—

*) Ein Nachtheil der Tamponade bleibt allerdings, dass die
einzelnen Theile in der Tiefe (Gelenkkapsel, Muskeln) nicht mit
einander primär vereinigt werden können.

Ausspülung septischer Wunden.

Soll einfaches sterilisirtes Wasser auch zum Befeuchten der Gaze verwandt werden, sobald es sich um offenkundig septische Verhältnisse handelt?

Soll auch zum Ausspülen von inficirten Wunden nichts anderes als sterilisirtes Wasser genommen werden?

Kann nicht eine wirksame Desinfection wenigstens solcher septischen Theile durch Carbol, Sublimat und die anderen Antiseptica erreicht werden?

Alle diese eng zusammenhängenden Fragen möchte ich, obwohl ich weiss, dass ich mich damit in Widerspruch zu dem heute noch an den meisten Orten üblichen Verfahren setze, dahin beantworten, dass im Grossen und Ganzen auch bei inficirten Wunden von den antiseptischen Irrigationen Nichts zu erwarten ist.

Ich habe mich im vorigen Capitel des längeren darüber auslassen müssen, weshalb von desinficirenden Ausspülungen bei den Operationen im Allgemeinen Abstand zu nehmen ist.

Wird aber erst einmal zugegeben, dass eine wirksame Desinfection frischer Wunden sich durch Carbol- und Sublimatlösungen nicht erzielen lässt, und dass nur Uebelstände, aber keinerlei Vortheile mit solchen Irrigationen verknüpft sind, so ist es bloss noch ein Schritt bis zu der Erkenntniss, dass alles dieses auch auf septische Verhältnisse zu übertragen sei. Auch in inficirten Wunden wird Carbol und Sublimat in unwirksame Verbindungen zersetzt, auch hier müssen wir die vitale Kraft der Zellen stärken, nicht aber darauf ausgehen, sie durch Gifte zu schädigen. — Und haben wir nicht allen Grund, in Bezug auf die Allgemeinwirkungen der chemischen Desinficientien ähnliche Betrachtungen anzustellen? Es wird angenommen, dass der fiebernde Organismus Stoffe producirt, welche für die Bakterien Gifte sind. Müssen wir nicht, statt etwa zu glauben, dass Carbol und Sublimat solche Leistungen des

Organismus unterstützen, viel eher uns zu der entgegengesetzten Ansicht hinneigen?

Ich möchte nicht wiederholen, was in früheren Capiteln vielfach über diese Dinge gesagt ist; alles zusammenfassend können wir nicht anders, als eingestehen, dass ein Desinficiren-Wollen innerhalb der Körpergewebe ein Unding ist, für dessen Möglichkeit eigentlich noch nie eine Spur eines Beweises erbracht worden ist.*) —

Nur unter ganz bestimmten, gleich näher zu schildernden Ausnahmebedingungen haben die antiseptischen Mittel Leistungen aufzuweisen; doch beruhen diese Leistungen meiner Ueberzeugung nach nicht auf einer Desinfection im engeren Sinne des Wortes, sondern auf einer Aetzwirkung, d. h. einer Abtödtung des gesammten Gewebes, und mit dem Gewebe natürlich auch der innerhalb desselben befindlichen pathogenen Keime.

Sicherlich kommt diese Aetzwirkung bloss bei wenigen, allerdings sehr intensiven, aber doch zunächst ausschliesslich die Oberfläche einer Wunde befallenden Infectionen in Frage. Typen für die Erkrankungen, die ich meine, sind die Wunddiphtherie und der Hospitalbrand, Affectionen zwar schwerer Natur, aber dennoch, zunächst wenigstens, nur solche der Wund-Oberfläche. Uebrigens ist es ja bekannt, dass bei diesen Formen der accidentellen Wunderkrankungen rauchende Salpetersäure, starke Chlorzinklösungen (8 %ig und noch stärker), sowie das Ferrum candens, also typische Verschorfungsmittel, dasselbe, ja noch besseres leisten, als starke antiseptische Lösungen.

Die Heilung einer Infection durch Mortificirung des befallenen Gewebes ist und bleibt aber eine Ausnahme. Für die gewöhnlichen Wunderkrankungen möge man von einer Verschorfung nichts erwarten. Wissen wir doch

---

*) Es ist wohlverstanden hier immer nur von Wunden die Rede, nicht aber von septisch-katarrhalisch erkrankten Schleimhäuten. Dass bei diesen letzteren den chemischen Mitteln ein grösseres Feld der Wirksamkeit einzuräumen ist, soll keineswegs bestritten werden.

noch nicht einmal, wie schnell und wie tief hinein in die Gewebe die Bakterien dringen.*) —

Will man irrigiren, so thue man das also auch bei inficirten Wunden mit sterilisirtem Wasser oder mit sterilisirter Kochsalzlösung; will man medicamentöse Lösungen anwenden, so ziehe man auch hier Lösungen von essigsaurer Thonerde (0,3 bis 1,00 bis 3,00 $^0/_0$ig) oder schwache Chlorzinklösungen (0,1 bis 0,5 bis 1 $^0/_0$ig) vor; bei diesen Lösungen**) spielt sicher ihre adstringirende, die Energie der Zellen anregende Wirkung die Hauptrolle.

Besonders mit Solutionen von essigsaurer Thonerde können auch mit Vortheil die Gazetampons da, wo man feuchte Verbände machen will, getränkt werden.

In welchen Fällen jodoformirte Gaze verwandt werden soll, ist schon oben angegeben. — —

Die sonstige Behandlung der Sepsis, bei welcher, wie bekannt, im Wesentlichen Eröffnen und Austamponiren der ergriffenen Gewebe, dann aber noch eine ganze Anzahl anderer Gesichtspunkte in Frage kommen, gehört nicht mehr in den Rahmen dieses Büchleins.

*) Ich hätte vielleicht noch erwähnen müssen die Möglichkeit der Heilung eines Furunkels im Frühstadium durch Einspritzung von Carbolsäure oder dergleichen. — Wirkt das keimtödtende Desinficiens hier, so liegt das gerade an dem Umstand, dass der Furunkel einen durchaus circumscribirten Prozess darstellt; und dass in einem solchen Fall das Antisepticum seine Schuldigkeit zu thun vermag, ist nach dem oben Gesagten erklärlich.

**) Dieselben müssen natürlich mit sterilisirtem, und nicht mit gewöhnlichem Wasser bereitet werden.

Im gleichen Verlage erschien soeben:

Asepsis

in der

Gynäkologie und Geburtshülfe.

Von

Dr. M. Sänger   und   **Dr. W. Odenthal**

ausserordentlicher Professor an der
Universität Leipzig.

Frauenarzt in Hannover,
früher Assistenzarzt an Prof. Sänger's
Heilanstalt.

(Mit 2 Tafeln und 42 Abbildungen im Text.)

Preis broschirt 1,50 Mark, gebunden 2 Mark.

Aus dem Vorwort:

„Gemäss der Schwierigkeit und Verantwortlichkeit, welche mit
der Handhabung der Asepsis verknüpft ist, fällt dieselbe zum grössten
Theil in das Bereich des die Operationen vorbereitenden Assistenten.
Als solcher ist Herr Dr. Odenthal seiner Zeit an meiner
Anstalt damit betraut gewesen und hat bei dieser Gelegenheit so
viele Erfahrungen gewonnen, dass ich, der Aufforderung des Heraus-
gebers dieser Sammlung Folge leistend, ihm, unter Zugrundelegung
eines eigenen Manuskripts, die Bearbeitung des Gegenstandes übergab.
Ich hatte ursprünglich nicht die Absicht dieses Werkchen auch
unter meinem Namen erscheinen zu lassen, aber infolge des Weg-
ganges von Herrn Dr. Odenthal war es mir unmöglich mit ihm
in so enger Fühlung zu bleiben, um durch ihn selbst unter meiner
Anleitung die nothwendigen Aenderungen und Erweiterungen seines
ursprünglichen Entwurfes durchführen zu können, weshalb ich mich
entschloss, diese Umarbeitung selbst vorzunehmen, dann aber auch
mit meinem Namen zu vertreten.
Wir haben uns bemüht, den Standpunkt und die Erfordernisse
des Praktikers im Auge, überwiegend Selbsterfahrenes und Selbst-
erprobtes zu bringen, die gebräuchlichsten Verfahren Anderer
würdigend heranzuziehen, durch genaue Schilderung von Einzelheiten das eigene Tasten und Prüfen möglichst zu ersetzen und bei
Allem das rein Technische auf feste theoretisch-wissenschaftliche
Grundlage zu stellen, ohne welche eine erspriessliche praktische
Thätigkeit gerade auf diesem Gebiete undenkbar ist."

Probeseite umstehend.

fache Verbreitung gefunden und so die Einführung des aseptischen Verfahrens in weite ärztliche Kreise getragen.

Es ist auch leicht möglich einen Dampfsterilisirapparat zu improvisiren. Dr. Petersen aus Kapstadt, früher Volontärarzt bei Sänger, hat, als es sich darum

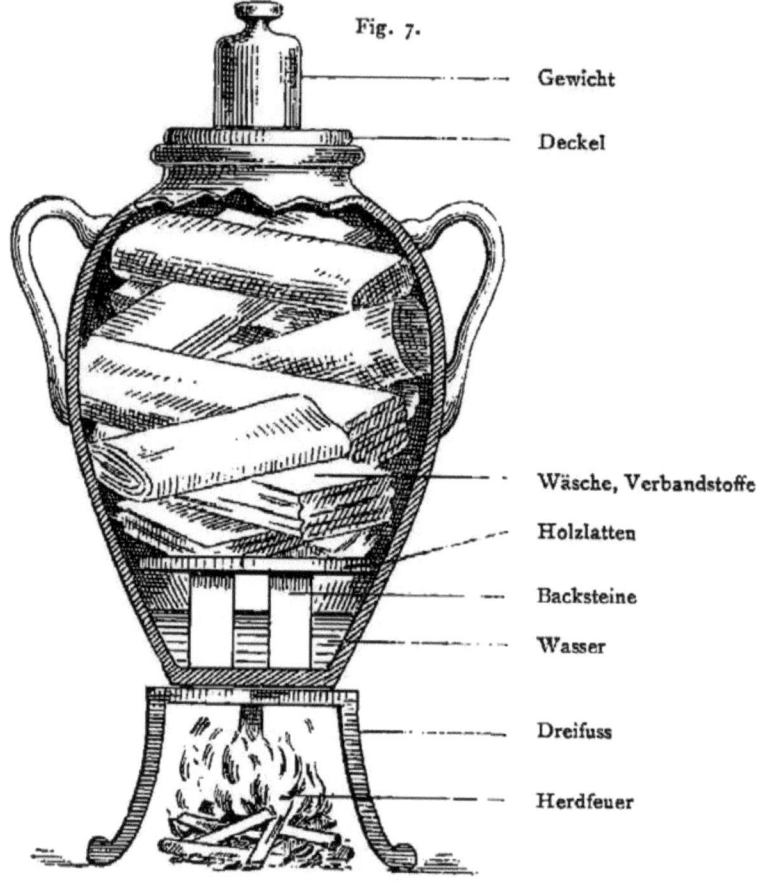

Fig. 7.

Gewicht

Deckel

Wäsche, Verbandstoffe

Holzlatten

Backsteine

Wasser

Dreifuss

Herdfeuer

handelte auf dem Lande eine Coeliotomie auszuführen, dies in folgender Weise zuwege gebracht (s. Abbild. 7).

Auf den Boden eines grossen Steinguttopfes, wie er zum Einsetzen von Gurken benutzt wird, wurden einige Stücke von Backsteinen gelegt und auf etwa $^2/_3$ ihrer Höhe Wasser eingegossen, darüber lattenartig einige Holz-